フライパンで8分蒸すだけ！

専門医がすすめる

いちばん簡単でおいしい

心臓病の食事

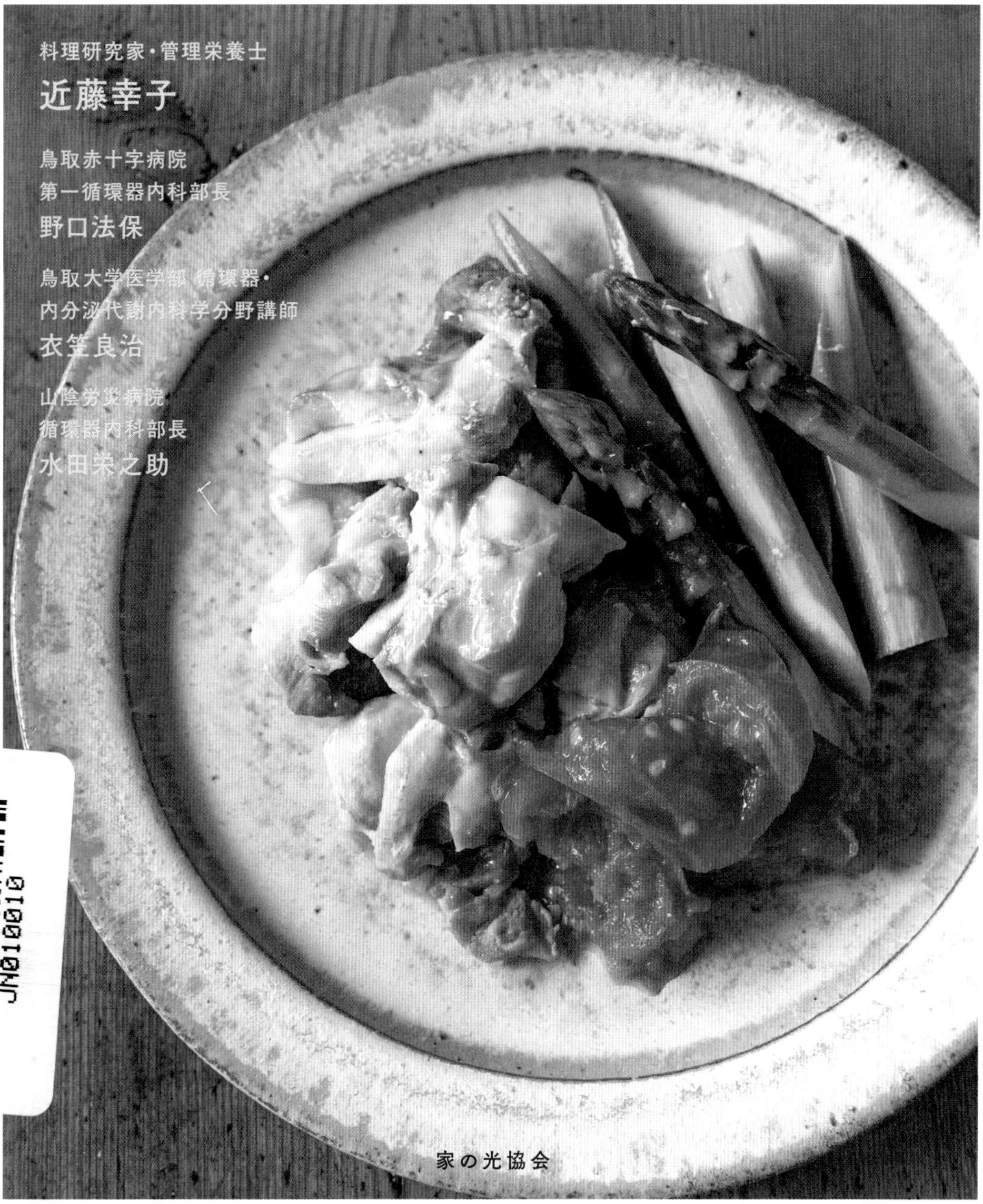

料理研究家・管理栄養士
近藤幸子

鳥取赤十字病院
第一循環器内科部長
野口法保

鳥取大学医学部 循環器・
内分泌代謝内科学分野講師
衣笠良治

山陰労災病院
循環器内科部長
水田栄之助

家の光協会

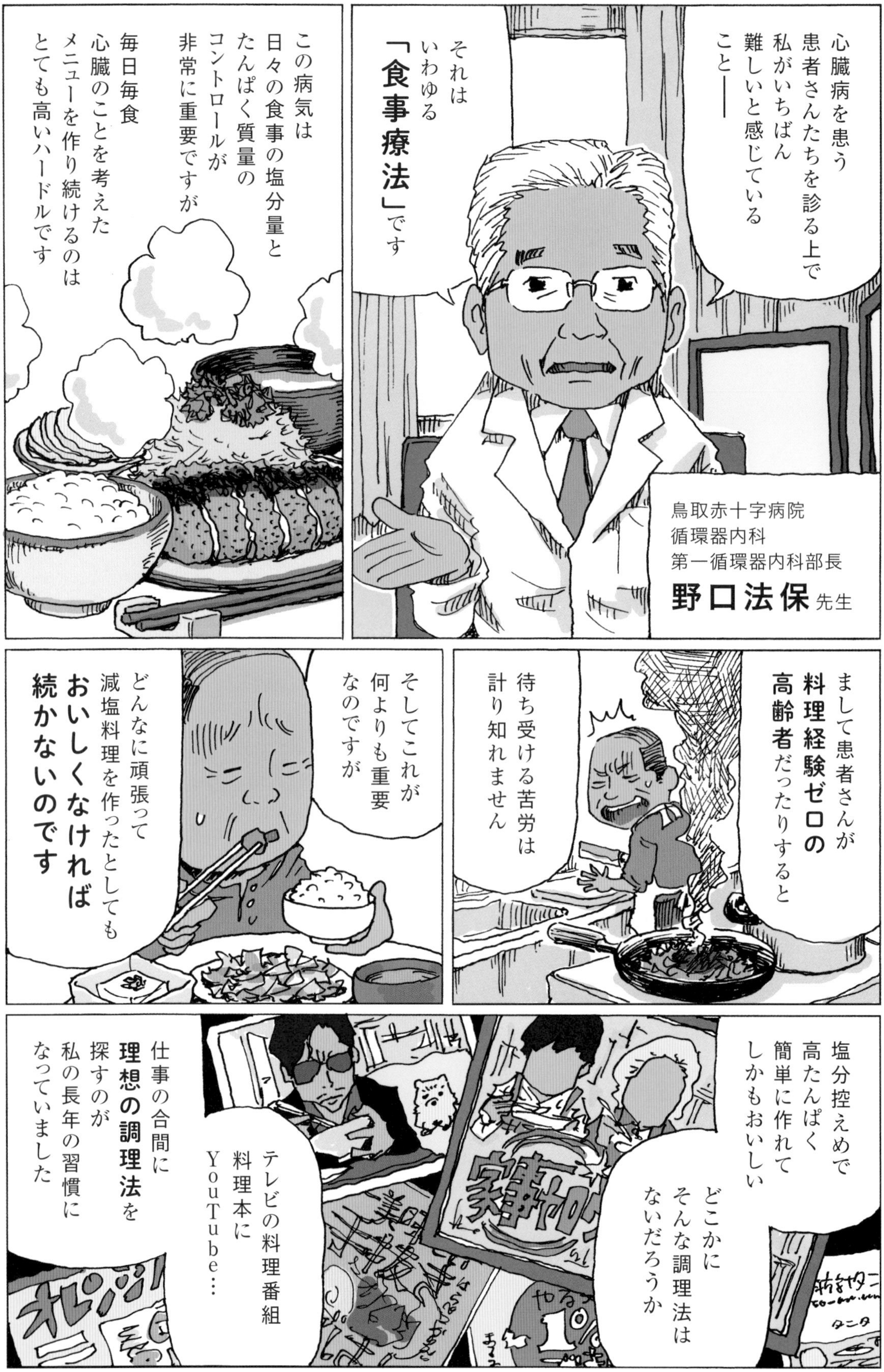
心臓病を患う患者さんたちを診る上で私がいちばん難しいと感じていること――
それはいわゆる「食事療法」です
鳥取赤十字病院
循環器内科
第一循環器内科部長
野口法保先生
この病気は日々の食事の塩分量とたんぱく質量のコントロールが非常に重要ですが
毎日毎食心臓のことを考えたメニューを作り続けるのはとても高いハードルです
まして患者さんが料理経験ゼロの高齢者だったりすると
待ち受ける苦労は計り知れません
そしてこれが何よりも重要なのですが
どんなに頑張って減塩料理を作ったとしてもおいしくなければ続かないのです
塩分控えめで高たんぱく簡単に作れてしかもおいしい
どこかにそんな調理法はないだろうか
テレビの料理番組料理本にYouTube…
仕事の合間に理想の調理法を探すのが私の長年の習慣になっていました

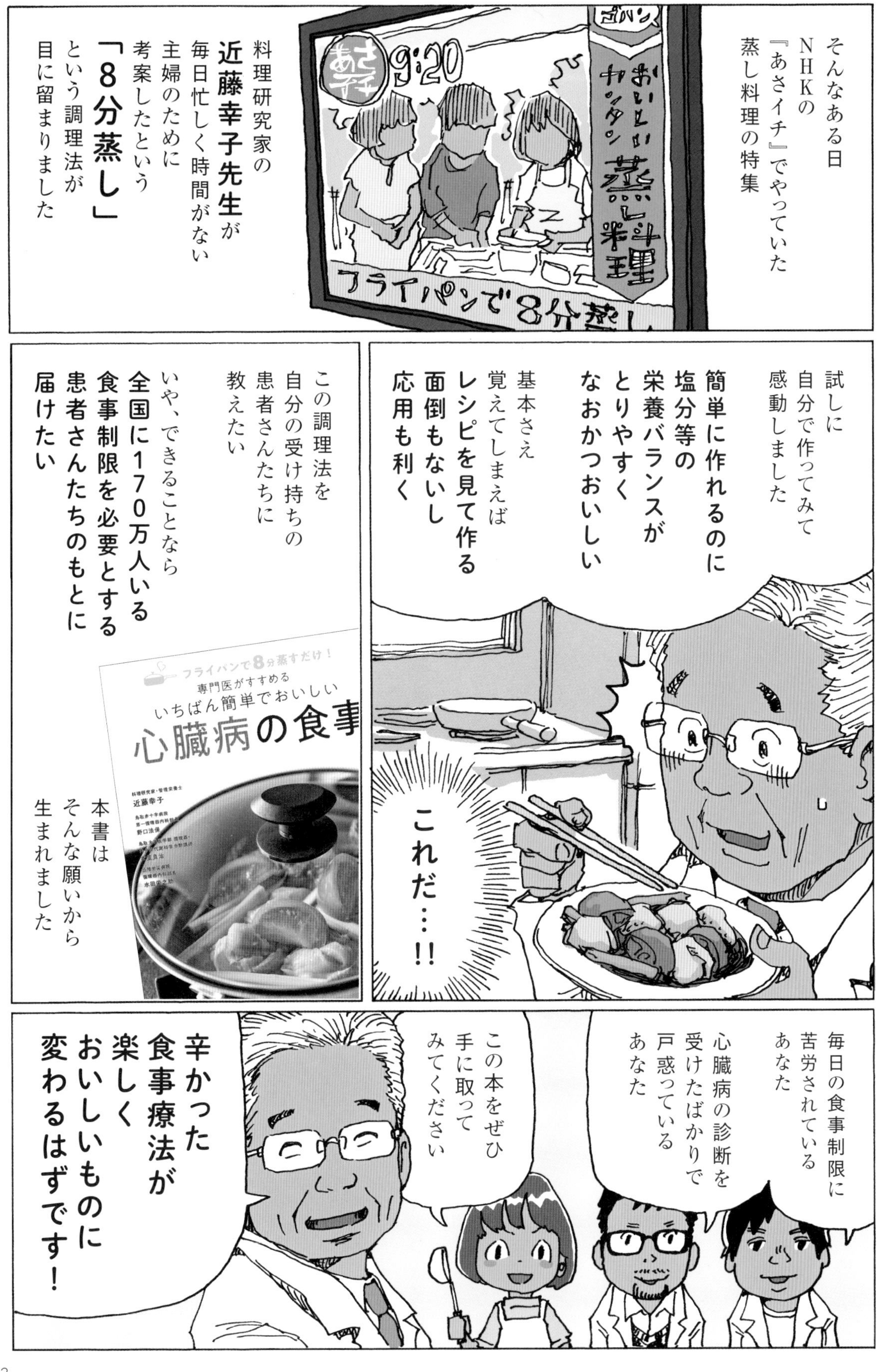
そんなある日
NHKの
『あさイチ』でやっていた
蒸し料理の特集
9:20
おいしいカンタン
蒸し料理
フライパンで8分蒸し
料理研究家の
近藤幸子先生が
毎日忙しく時間がない
主婦のために
考案したという
「8分蒸し」
という調理法が
目に留まりました
試しに
自分で作ってみて
感動しました
簡単に作れるのに
塩分等の
栄養バランスが
とりやすく
なおかつおいしい
基本さえ
覚えてしまえば
レシピを見て作る
面倒もないし
応用も利く
これだ…!!
この調理法を
自分の受け持ちの
患者さんたちに
教えたい
いや、できることなら
全国に170万人いる
食事制限を必要とする
患者さんたちのもとに
届けたい
フライパンで8分蒸すだけ！
専門医がすすめる
いちばん簡単でおいしい
心臓病の食事
料理研究家・管理栄養士
近藤幸子
本書は
そんな願いから
生まれました
毎日の食事制限に
苦労されている
あなた
心臓病の診断を
受けたばかりで
戸惑っている
あなた
この本をぜひ
手に取って
みてください
辛かった
食事療法が
楽しく
おいしいものに
変わるはずです！

Contents

マンガで学ぶ

意外と知らない心不全と栄養の関係

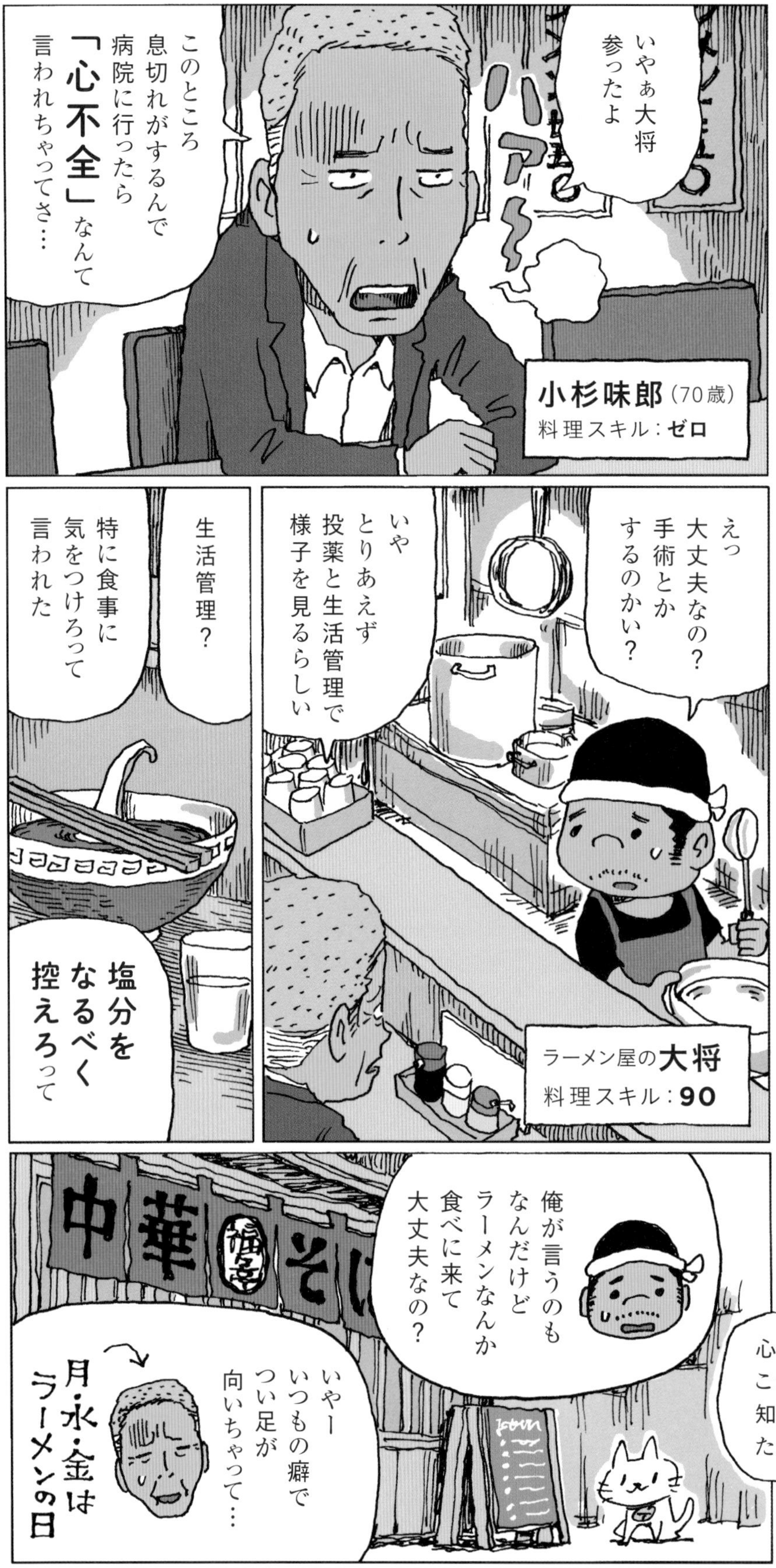

いやぁ大将 参ったよ
ハア〜
このところ息切れがするんで病院に行ったら「心不全」なんて言われちゃってさ…
小杉味郎（70歳）
料理スキル：ゼロ
えっ 大丈夫なの？ 手術とかするのかい？
いや とりあえず 投薬と生活管理で 様子を見るらしい
ラーメン屋の大将
料理スキル：90
生活管理？
特に食事に気をつけろって言われた
塩分をなるべく控えろって
俺が言うのもなんだけどラーメンなんか食べに来て大丈夫なの？
いやー いつもの癖でつい足が向いちゃって…
月・水・金はラーメンの日

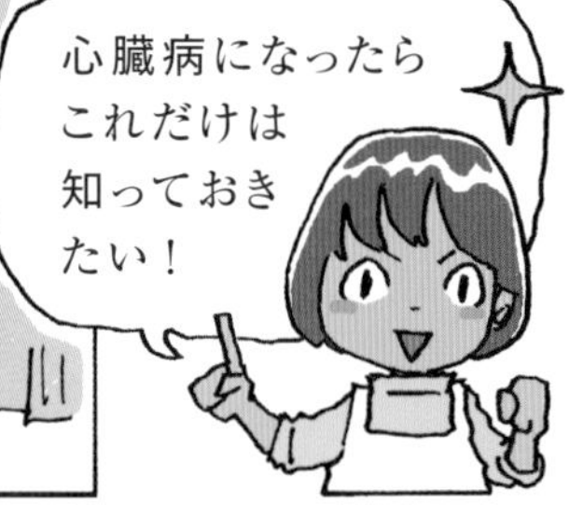

心臓病になったらこれだけは知っておきたい！

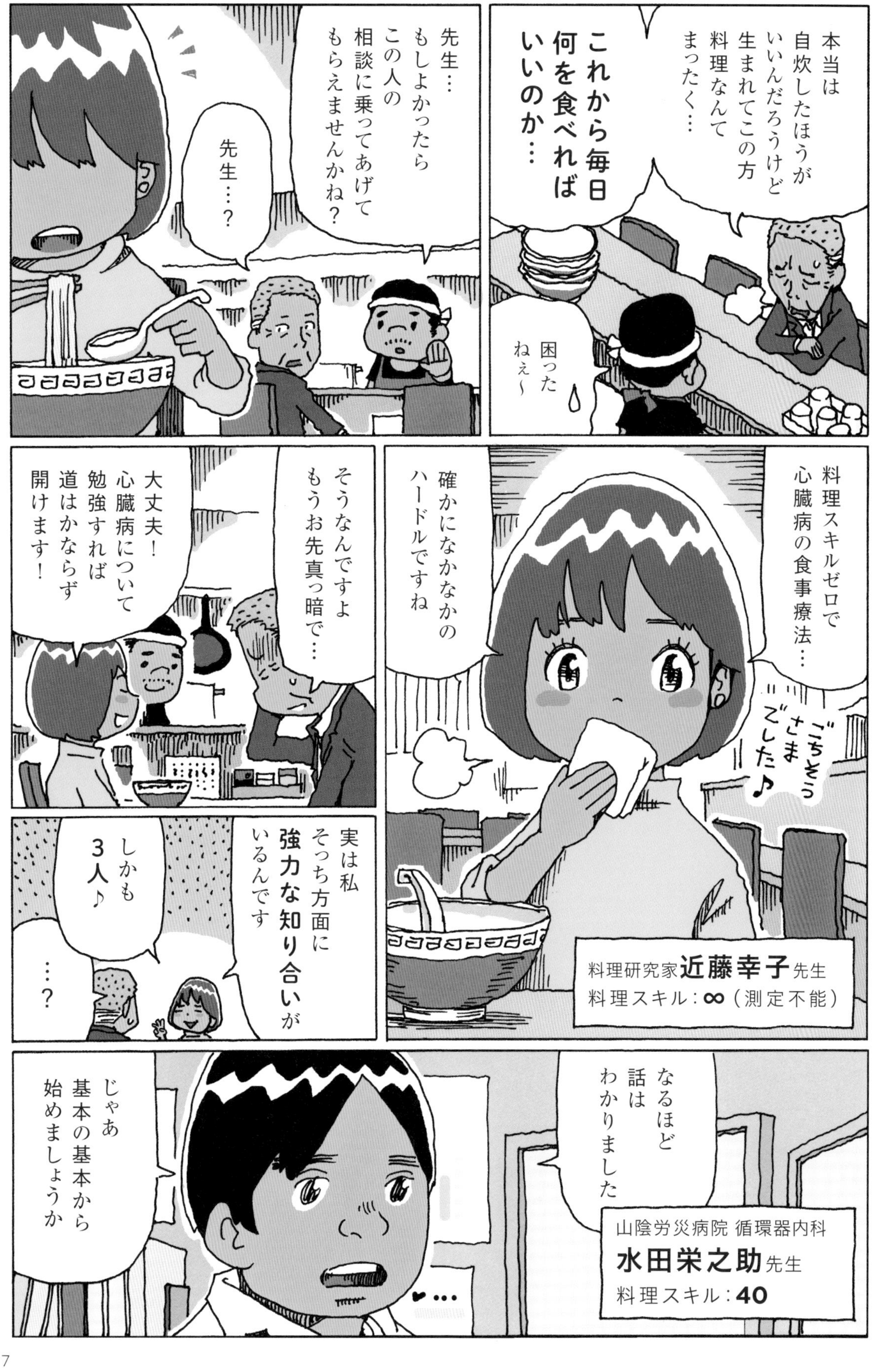
本当は自炊したほうがいいんだろうけど生まれてこの方料理なんてまったく…
これから毎日何を食べればいいのか…
困ったねぇ～
先生…もしよかったらこの人の相談に乗ってあげてもらえませんかね？
先生…？
料理スキルゼロで心臓病の食事療法…
ごちそうさまでした♪
確かになかなかのハードルですね
料理研究家近藤幸子先生
料理スキル：∞（測定不能）
そうなんですよもうお先真っ暗で…
大丈夫！心臓病について勉強すれば道はかならず開けます！
実は私そっち方面に強力な知り合いがいるんです
しかも3人♪
…？
なるほど話はわかりました
じゃあ基本の基本から始めましょうか
…
山陰労災病院 循環器内科
水田栄之助先生
料理スキル：40

①「心臓が悪くなる」ってどういうこと?

軽症のうちからしっかり治療!

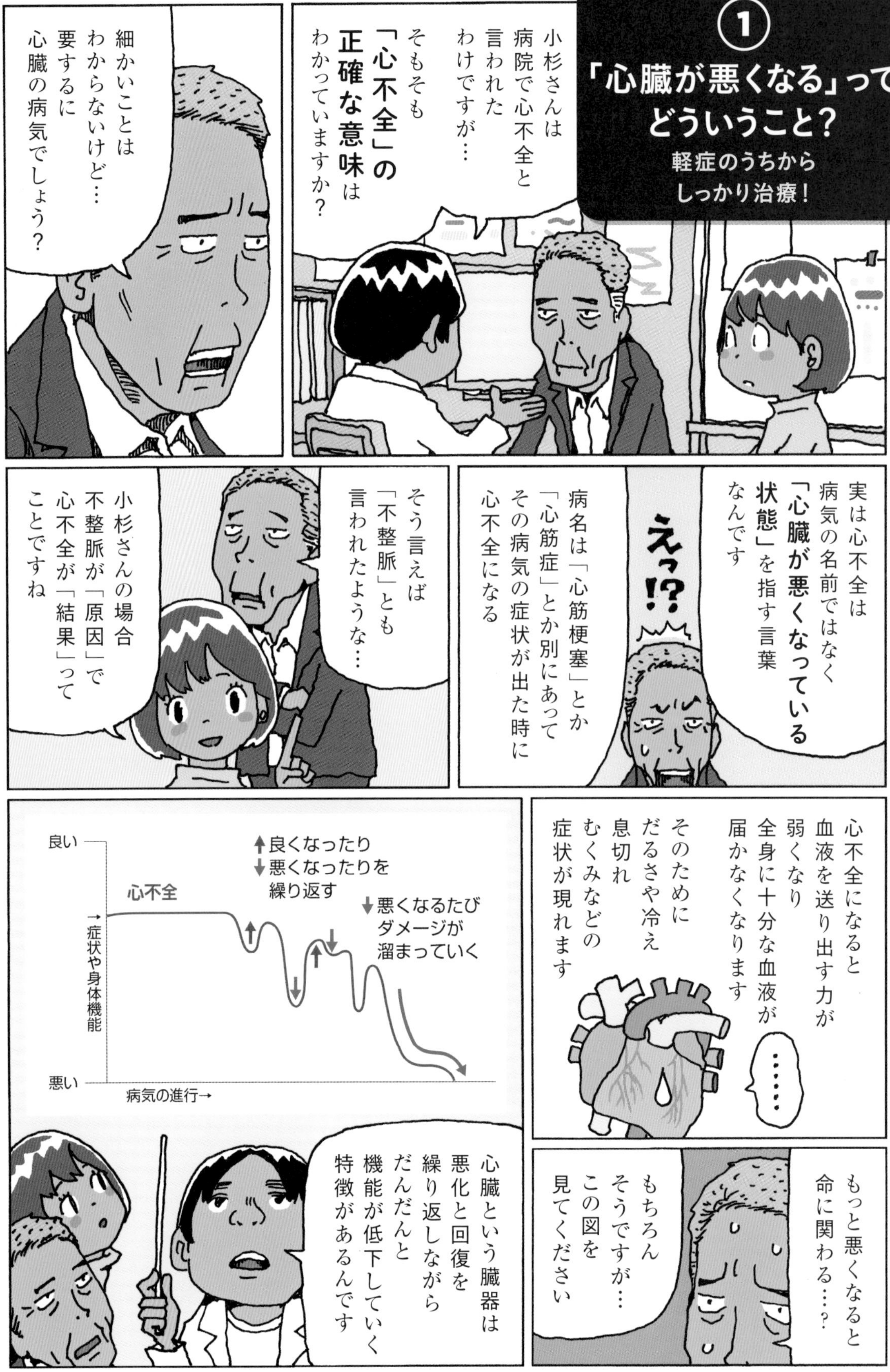

小杉さんは病院で心不全と言われたわけですが…
そもそも「心不全」の正確な意味はわかっていますか?
細かいことはわからないけど… 要するに心臓の病気でしょう?
実は心不全は病気の名前ではなく「心臓が悪くなっている状態」を指す言葉なんです
えっ!?
病名は「心筋梗塞」とか「心筋症」とか別にあってその病気の症状が出た時に心不全になる
そう言えば「不整脈」とも言われたような…
小杉さんの場合不整脈が「原因」で心不全が「結果」ってことですね
心不全になると血液を送り出す力が弱くなり全身に十分な血液が届かなくなります
そのためにだるさや冷え息切れむくみなどの症状が現れます
……
良い
悪い
→症状や身体機能
病気の進行→
心不全
↑良くなったり↓悪くなったりを繰り返す
↓悪くなるたびダメージが溜まっていく
もっと悪くなると命に関わる…?
もちろんそうですが… この図を見てください
心臓という臓器は悪化と回復を繰り返しながらだんだんと機能が低下していく特徴があるんです

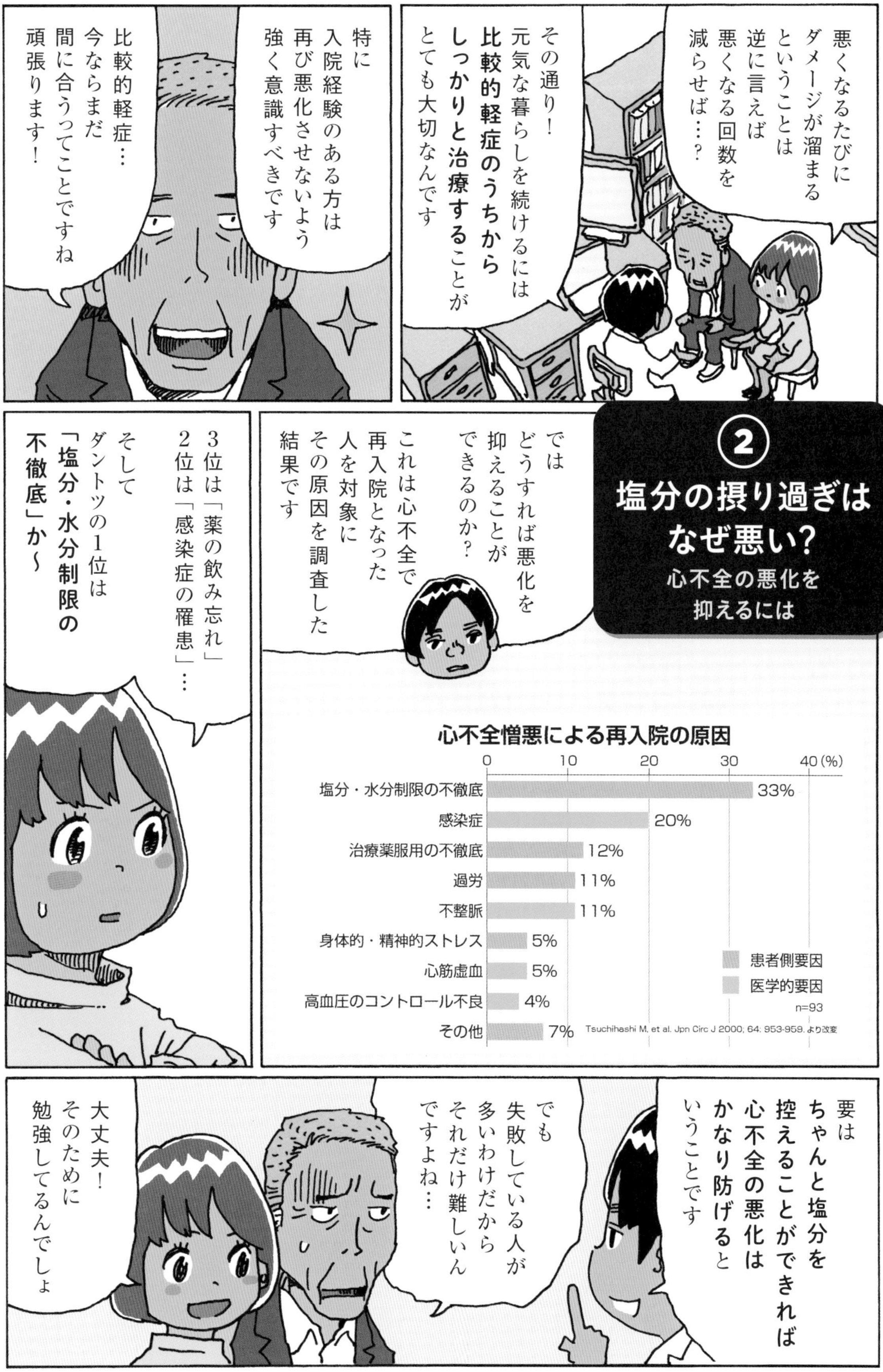
悪くなるたびにダメージが溜まるということは逆に言えば悪くなる回数を減らせば…？
その通り！元気な暮らしを続けるには**比較的軽症のうちからしっかりと治療する**ことがとても大切なんです
特に入院経験のある方は再び悪化させないよう強く意識すべきです
比較的軽症…今ならまだ間に合うってことですね頑張ります！
②
塩分の摂り過ぎはなぜ悪い？
心不全の悪化を抑えるには
ではどうすれば悪化を抑えることができるのか？これは心不全で再入院となった人を対象にその原因を調査した結果です
心不全憎悪による再入院の原因
0 10 20 30 40(%)
塩分・水分制限の不徹底 33%
感染症 20%
治療薬服用の不徹底 12%
過労 11%
不整脈 11%
身体的・精神的ストレス 5%
心筋虚血 5%
高血圧のコントロール不良 4%
その他 7%
患者側要因
医学的要因
n=93
Tsuchihashi M, et al. Jpn Circ J 2000; 64: 953-959. より改変
3位は「薬の飲み忘れ」2位は「感染症の罹患」…
そしてダントツの1位は**「塩分・水分制限の不徹底」**か～
要は**ちゃんと塩分を控えることができれば心不全の悪化はかなり防げると**いうことです
でも失敗している人が多いわけだからそれだけ難しいんですよね…
大丈夫！そのために勉強してるんでしょ

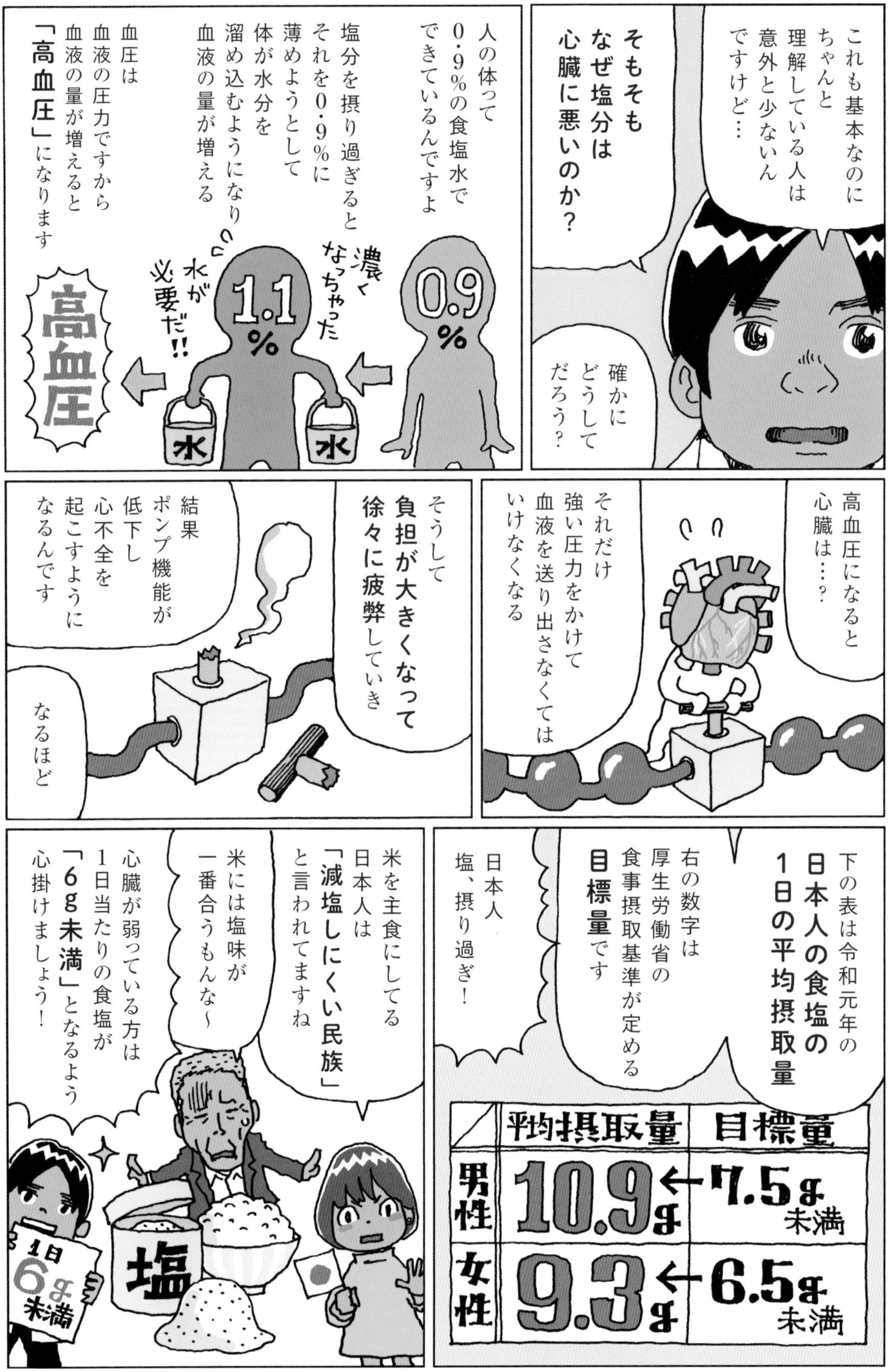
これも基本なのにちゃんと理解している人は意外と少ないんですけど…
そもそもなぜ塩分は心臓に悪いのか？
確かにどうしてだろう？
人の体って0・9％の食塩水でできているんですよ
塩分を摂り過ぎるとそれを0・9％に薄めようとして体が水分を溜め込むようになり血液の量が増える
0.9%
濃くなっちゃった
1.1%
水が必要だ!!
水
水
血圧は血液の圧力ですから血液の量が増えると「高血圧」になります
高血圧
高血圧になると心臓は…？
それだけ強い圧力をかけて血液を送り出さなくてはいけなくなる
そうして負担が大きくなって徐々に疲弊していき
結果ポンプ機能が低下し心不全を起こすようになるんです
なるほど
下の表は令和元年の日本人の食塩の1日の平均摂取量
右の数字は厚生労働省の食事摂取基準が定める目標量です
日本人塩、摂り過ぎ！
平均摂取量 目標量
男性 10.9g ← 7.5g未満
女性 9.3g ← 6.5g未満
米を主食にしてる日本人は「減塩しにくい民族」と言われてますね
米には塩味が一番合うもんな〜
心臓が弱っている方は1日当たりの食塩が「6g未満」となるよう心掛けましょう！
1日 6g 未満
塩

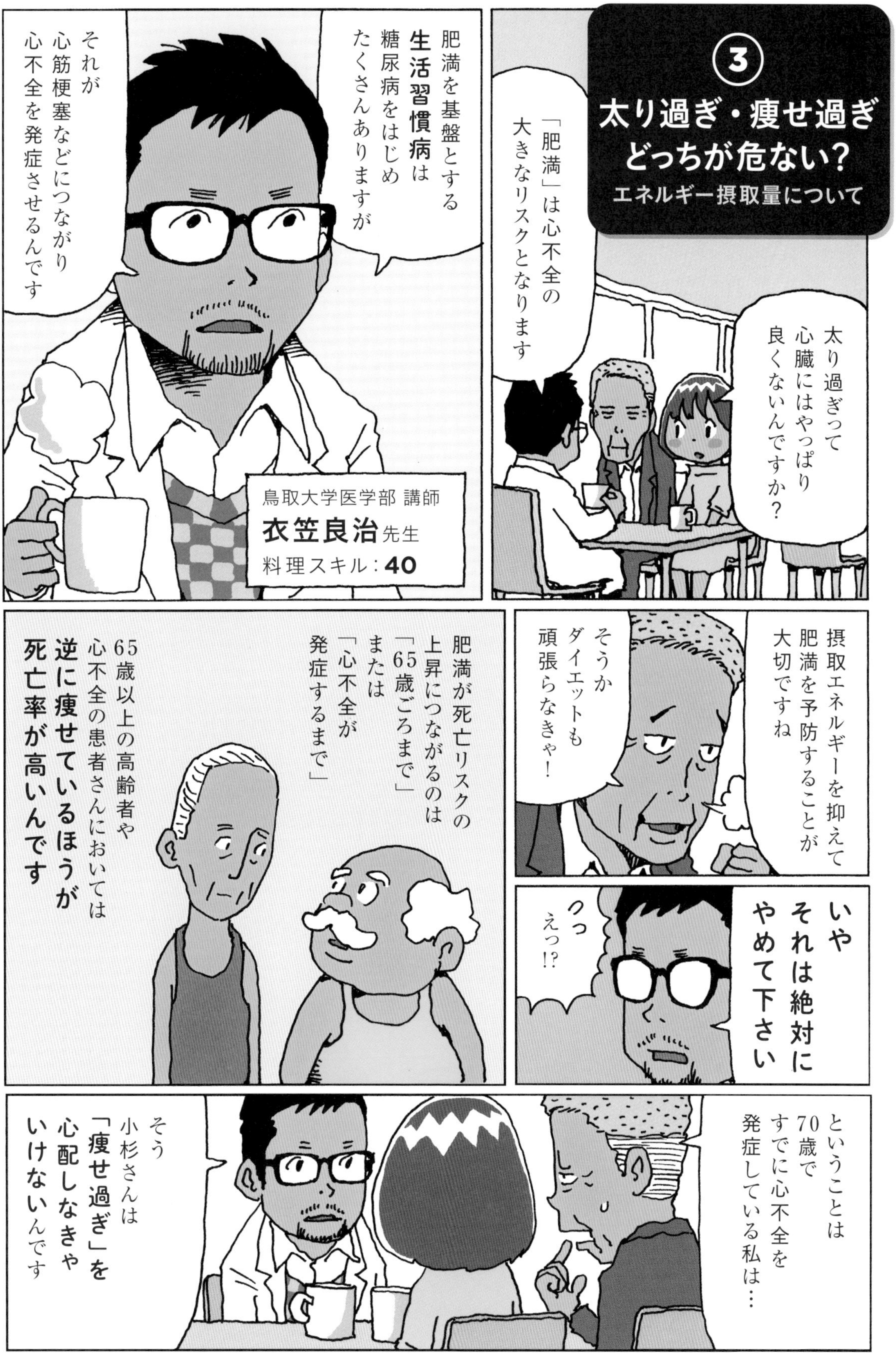
③
太り過ぎ・痩せ過ぎ どっちが危ない?
エネルギー摂取量について
太り過ぎって心臓にはやっぱり良くないんですか?
「肥満」は心不全の大きなリスクとなります
肥満を基盤とする**生活習慣病**は糖尿病をはじめたくさんありますが
それが心筋梗塞などにつながり心不全を発症させるんです
鳥取大学医学部 講師
衣笠良治先生
料理スキル：**40**
摂取エネルギーを抑えて肥満を予防することが大切ですね
そうかダイエットも頑張らなきゃ!
いや それは絶対にやめて下さい
えっ!?
肥満が死亡リスクの上昇につながるのは「65歳ごろまで」または「心不全が発症するまで」
65歳以上の高齢者や心不全の患者さんにおいては**逆に痩せているほうが死亡率が高いんです**
ということは70歳ですでに心不全を発症している私は…
そう 小杉さんは**「痩せ過ぎ」を心配しなきゃいけないんです**

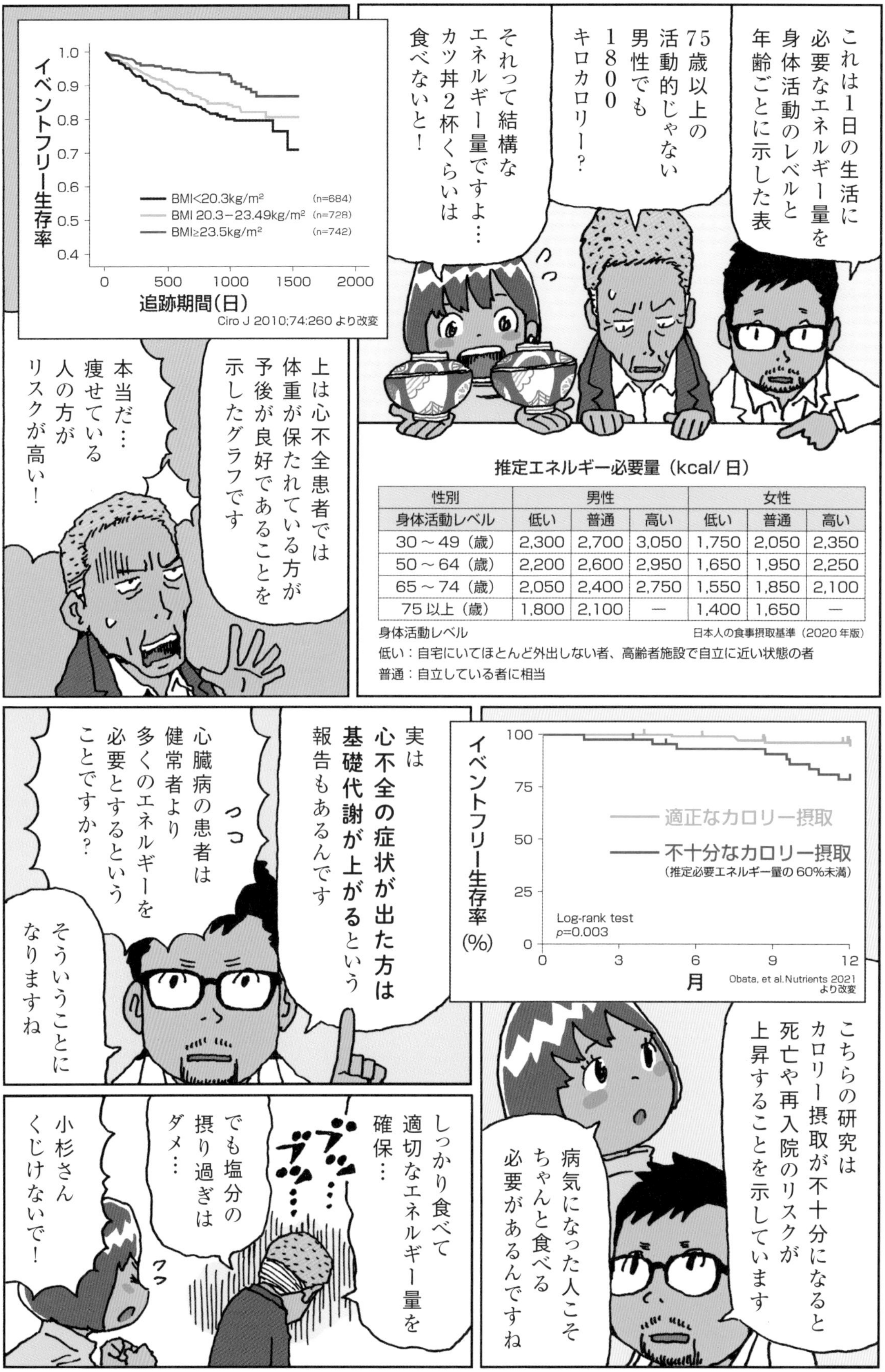
これは1日の生活に必要な身体活動のレベルと年齢ごとに示した表
75歳以上の活動的じゃない男性でも1800キロカロリー?
それって結構なエネルギー量ですよ…カツ丼2杯くらいは食べないと!
つつ
推定エネルギー必要量（kcal/日）
身体活動レベル
低い：自宅にいてほとんど外出しない者、高齢者施設で自立に近い状態の者
普通：自立している者に相当
日本人の食事摂取基準（2020年版）
イベントフリー生存率
1.0 0.9 0.8 0.7 0.6 0.5 0.4
BMI<20.3kg/m² (n=684)
BMI 20.3−23.49kg/m² (n=728)
BMI≥23.5kg/m² (n=742)
0 500 1000 1500 2000
追跡期間(日)
Ciro J 2010;74:260 より改変
上は心不全患者では体重が保たれている方が予後が良好であることを示したグラフです
本当だ…痩せている人の方がリスクが高い!
イベントフリー生存率(%)
100 75 50 25 0
適正なカロリー摂取
不十分なカロリー摂取
(推定必要エネルギー量の60%未満)
Log-rank test
p=0.003
0 3 6 9 12
月
Obata, et al.Nutrients 2021 より改変
こちらの研究はカロリー摂取が不十分になると死亡や再入院のリスクが上昇することを示しています
病気になった人こそちゃんと食べる必要があるんですね
実は心不全の症状が出た方は基礎代謝が上がるという報告もあるんです
心臓病の患者は健常者より多くのエネルギーを必要とするということですか?
つつ
そういうことになりますね
しっかり食べて適切なエネルギー量を確保…
ブツ…ブツ…
でも塩分の摂り過ぎはダメ…
つつ
小杉さんくじけないで!

性別	男性			女性		
身体活動レベル	低い	普通	高い	低い	普通	高い
30～49（歳）	2,300	2,700	3,050	1,750	2,050	2,350
50～64（歳）	2,200	2,600	2,950	1,650	1,950	2,250
65～74（歳）	2,050	2,400	2,750	1,550	1,850	2,100
75以上（歳）	1,800	2,100	―	1,400	1,650	―

④「フレイル」って何ですか？
たんぱく質の摂取も大切です

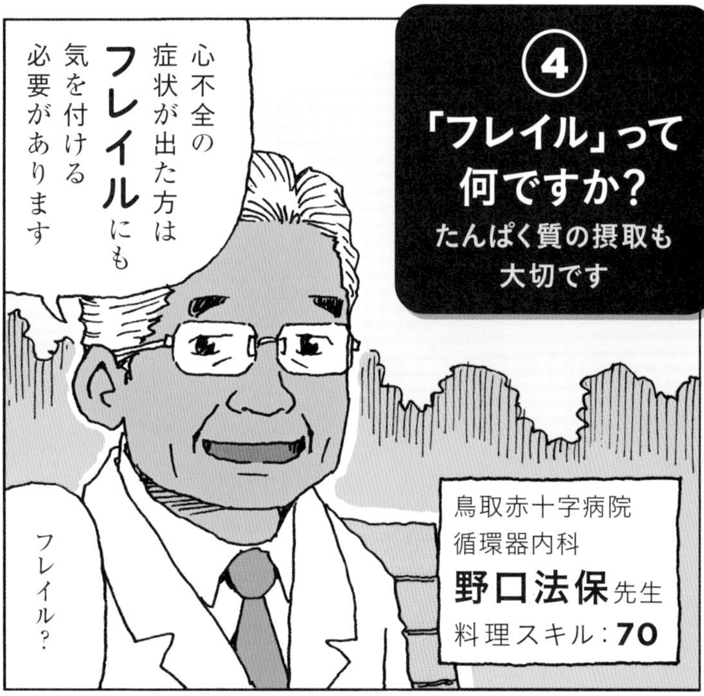
心不全の症状が出た方はフレイルにも気を付ける必要があります
フレイル？
鳥取赤十字病院
循環器内科
野口法保先生
料理スキル：70

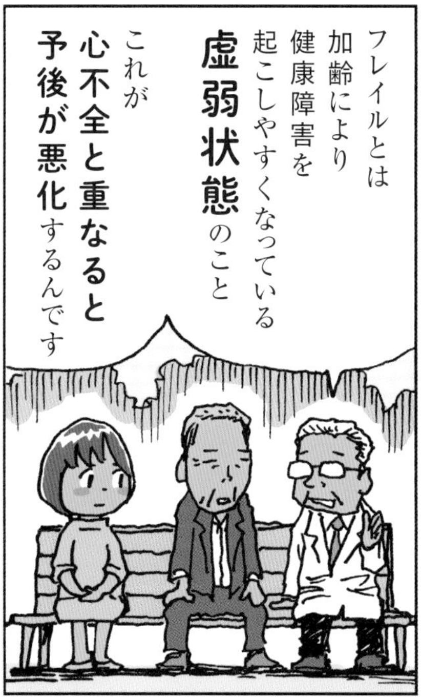
フレイルとは加齢により健康障害を起こしやすくなっている虚弱状態のこと
これが心不全と重なると予後が悪化するんです

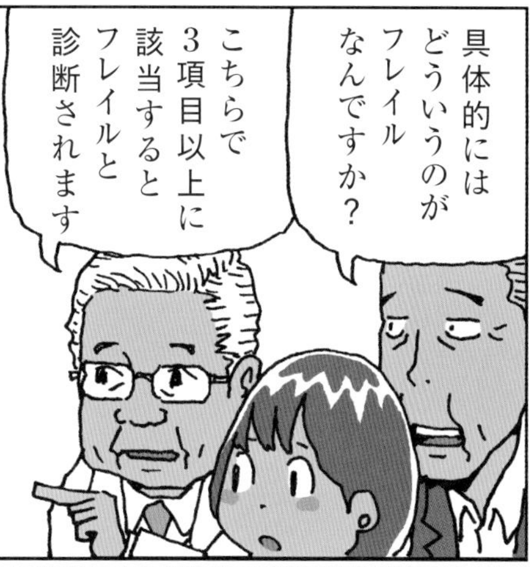
具体的にはどういうのがフレイルなんですか？
こちらで3項目以上に該当するとフレイルと診断されます

フレイルの診断基準

項目	評価基準
体重減少	6か月で、2kg以上の（意図しない）体重減少
筋力低下	握力：男性 <28kg、女性 <18kg
疲労感	（ここ2週間）わけもなく疲れたような感じがする
歩行速度	通常歩行速度 <1.0m／秒
身体活動	1. 軽い運動・体操をしていますか？ 2. 定期的な運動・スポーツをしていますか？ 上記の2つのいずれも「週に1回もしていない」と回答

5つの評価基準のうち、3項目以上に該当するものをフレイル、1項目または2項目に該当するものをプレフレイル、いずれも該当しないものを健常とする。

2020改訂 日本版フレイル基準（J-CHS基準）

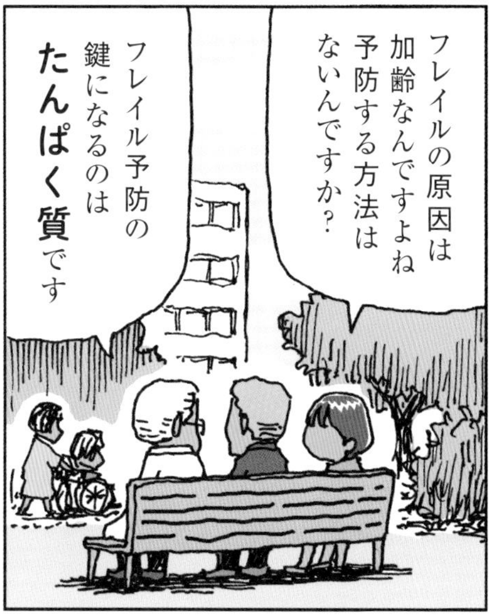
フレイルの原因は加齢なんですよね 予防する方法はないんですか？
フレイル予防の鍵になるのはたんぱく質です

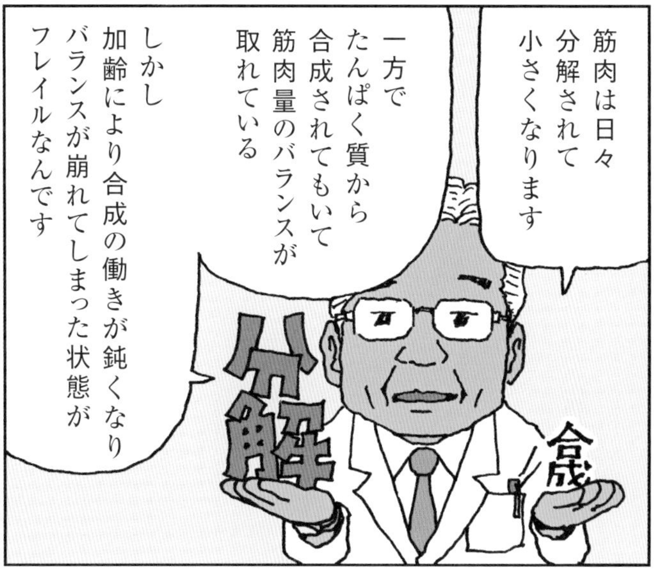
筋肉は日々分解されて小さくなります
一方でたんぱく質から合成されてもいて筋肉量のバランスが取れている
しかし加齢により合成の働きが鈍くなりバランスが崩れてしまった状態がフレイルなんです
分解
合成

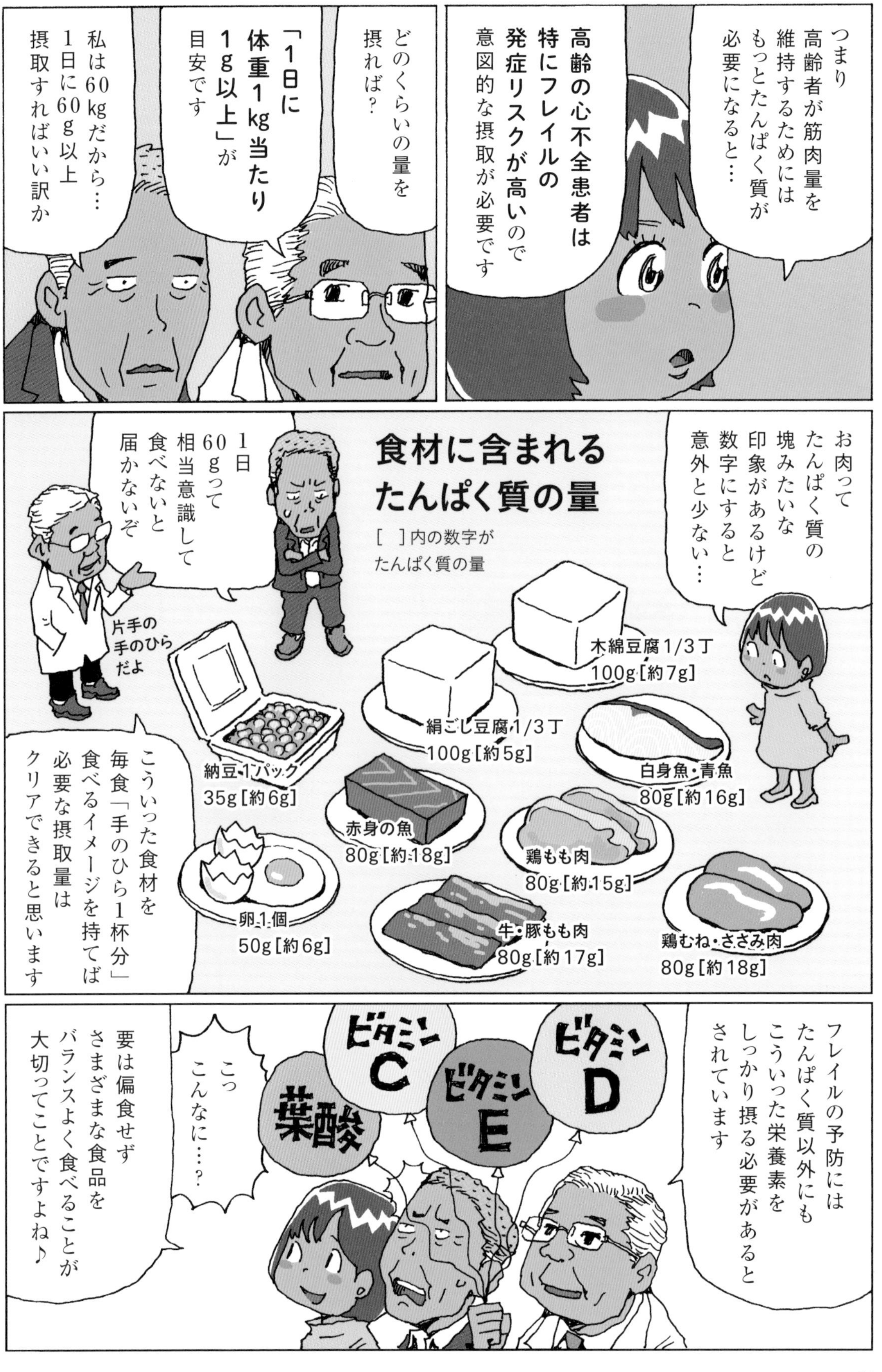
つまり高齢者が筋肉量を維持するためにはもっとたんぱく質が必要になると…
高齢の心不全患者は特にフレイルの発症リスクが高いので意図的な摂取が必要です
どのくらいの量を摂れば？
「1日に体重1kg当たり1g以上」が目安です
私は60kgだから…1日に60g以上摂取すればいい訳か
お肉ってたんぱく質の塊みたいな印象があるけど数字にすると意外と少ない…
食材に含まれるたんぱく質の量
[ ]内の数字がたんぱく質の量
1日60gって相当意識して食べないと届かないぞ
片手の手のひらだよ
木綿豆腐1/3丁 100g [約7g]
絹ごし豆腐1/3丁 100g [約5g]
納豆1パック 35g [約6g]
白身魚・青魚 80g [約16g]
赤身の魚 80g [約18g]
鶏もも肉 80g [約15g]
卵1個 50g [約6g]
牛・豚もも肉 80g [約17g]
鶏むね・ささみ肉 80g [約18g]
こういった食材を毎食「手のひら1杯分」食べるイメージを持てば必要な摂取量はクリアできると思います
フレイルの予防にはたんぱく質以外にもこういった栄養素をしっかり摂る必要があるとされています
ビタミンD
ビタミンC
ビタミンE
葉酸
こっこんなに…？
要は偏食せずさまざまな食品をバランスよく食べることが大切ってことですよね♪

⑤ 医師には解決できない問題って?

変化する家族の形と栄養管理

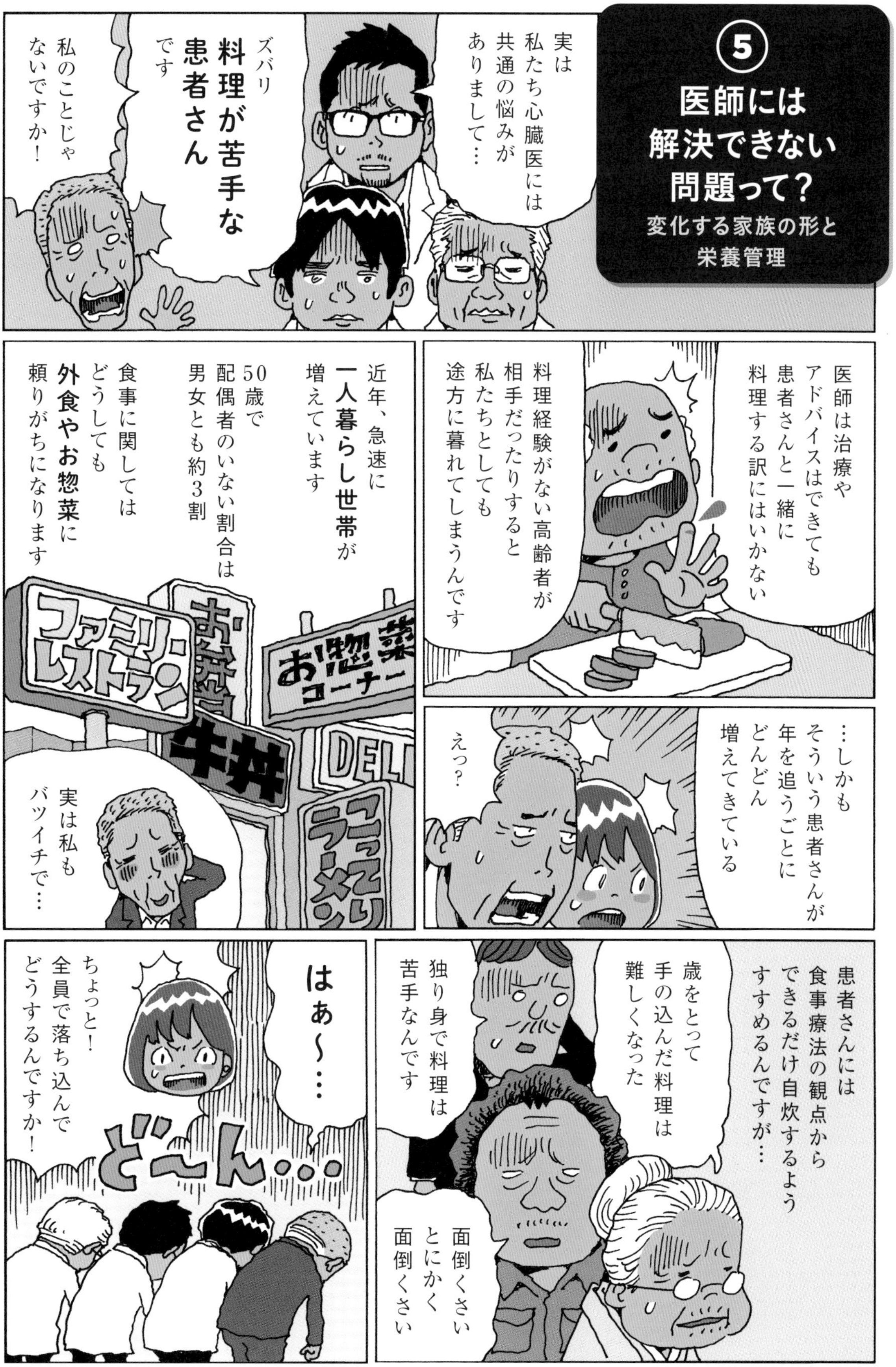

実は私たち心臓医には共通の悩みがありまして…
ズバリ料理が苦手な患者さんです
私のことじゃないですか!
医師は治療やアドバイスはできても患者さんと一緒に料理する訳にはいかない
料理経験がない高齢者が相手だったりすると私たちとしても途方に暮れてしまうんです
近年、急速に一人暮らし世帯が増えています
50歳で配偶者のいない割合は男女とも約3割
食事に関してはどうしても外食やお惣菜に頼りがちになります
ファミリーレストラン
お惣菜コーナー
牛丼
DELI
実は私もバツイチで…
…しかもそういう患者さんが年を追うごとにどんどん増えてきている
えっ?
患者さんには食事療法の観点からできるだけ自炊するようすすめるんですが…
歳をとって手の込んだ料理は難しくなった
独り身で料理は苦手なんです
面倒くさいとにかく面倒くさい
はぁ~…
ちょっと!全員で落ち込んでどうするんですか!
ど～ん…

⑥ 心臓病患者に最適な奇跡の調理法があるってホント？

「8分蒸し」でお悩みすべて解決！

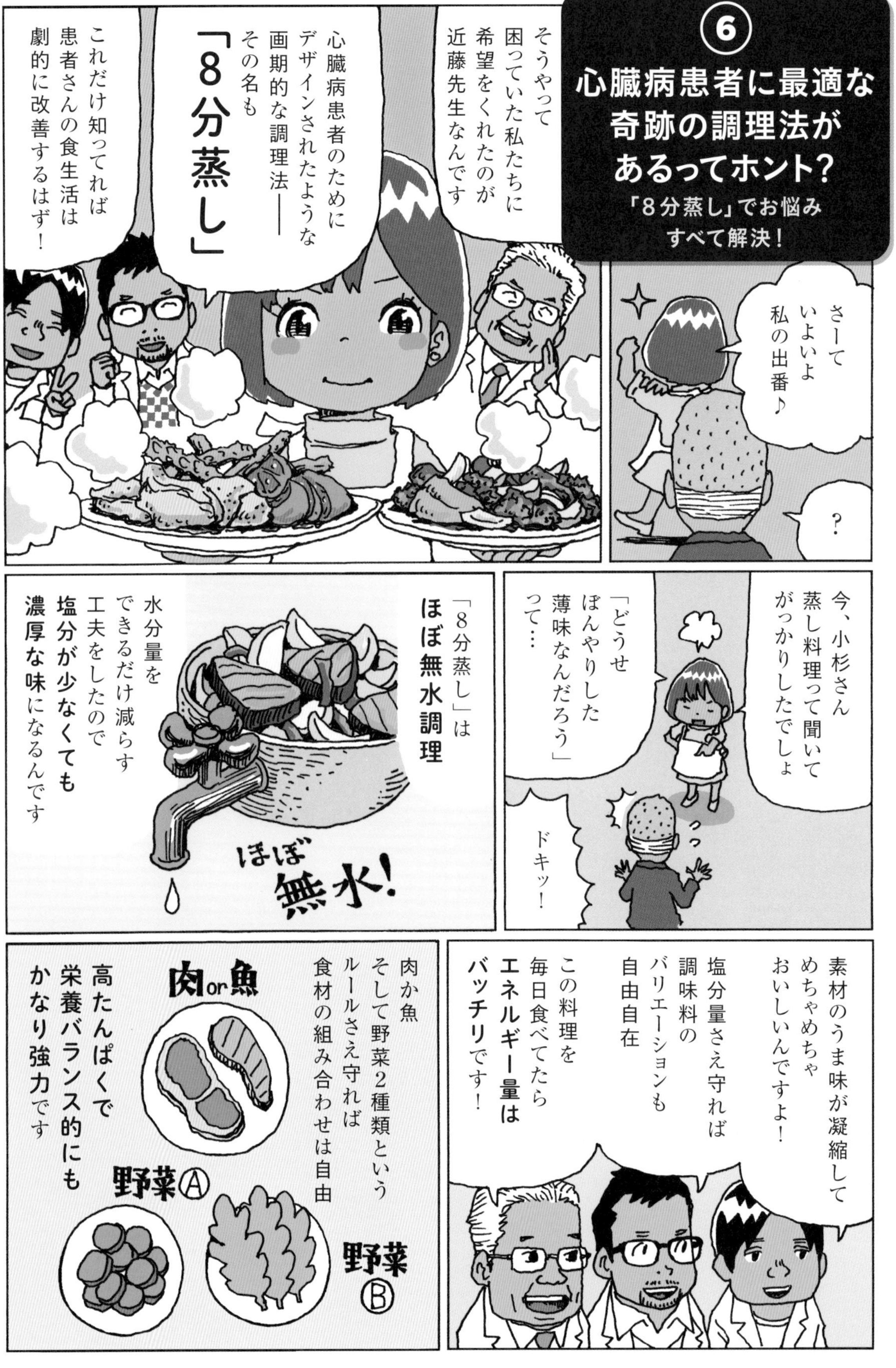

そうやって困っていた私たちに希望をくれたのが近藤先生なんです
心臓病患者のためにデザインされたような画期的な調理法――その名も
「8分蒸し」
これだけ知ってれば患者さんの食生活は劇的に改善するはず！
さーていよいよ私の出番♪
？
今、小杉さん蒸し料理って聞いてがっかりしたでしょ
「どうせぼんやりした薄味なんだろう」って…
ドキッ！
「8分蒸し」はほぼ無水調理
水分量をできるだけ減らす工夫をしたので塩分が少なくても濃厚な味になるんです
ほぼ無水！
素材のうま味が凝縮してめちゃめちゃおいしいんですよ！
塩分量さえ守れば調味料のバリエーションも自由自在
この料理を毎日食べてたらエネルギー量はバッチリです！
肉か魚そして野菜2種類というルールさえ守れば食材の組み合わせは自由
肉or魚
野菜Ⓐ
野菜Ⓑ
高たんぱくで栄養バランス的にもかなり強力です

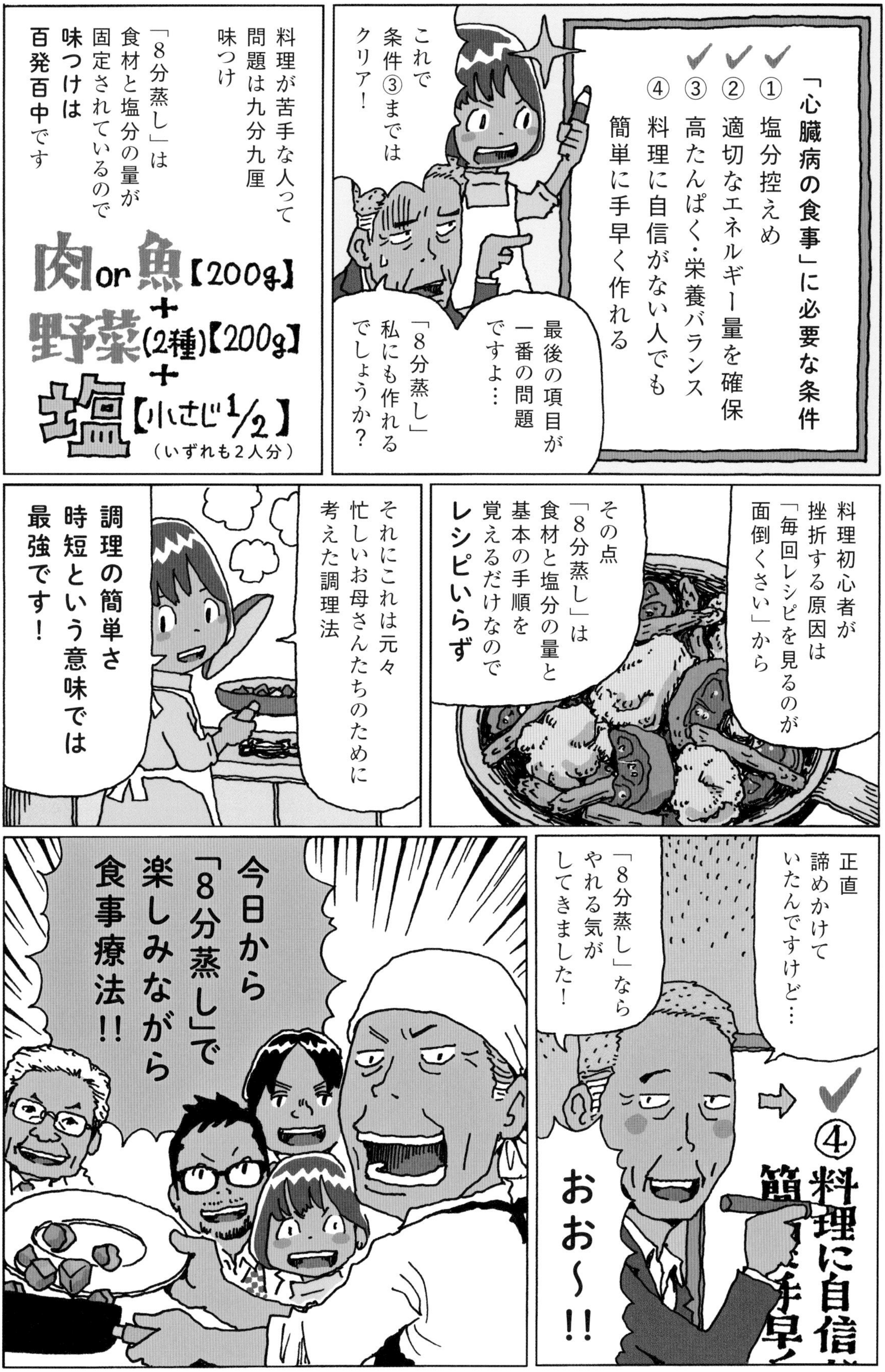

「心臓病の食事」に必要な条件
①塩分控えめ
②適切なエネルギー量を確保
③高たんぱく・栄養バランス
④料理に自信がない人でも簡単に手早く作れる
これで条件③まではクリア！
最後の項目が一番の問題ですよ…
「8分蒸し」私にも作れるでしょうか？
料理が苦手な人って問題は九分九厘味つけ
「8分蒸し」は食材と塩分の量が固定されているので味つけは百発百中です
肉or魚【200g】
+
野菜(2種)【200g】
+
塩【小さじ1/2】
（いずれも2人分）
料理初心者が挫折する原因は「毎回レシピを見るのが面倒くさい」から
その点「8分蒸し」は食材と塩分の量と基本の手順を覚えるだけなので
レシピいらず
それにこれは元々忙しいお母さんたちのために考えた調理法
調理の簡単さ時短という意味では最強です！
正直諦めかけていたんですけど…
「8分蒸し」ならやれる気がしてきました！
④料理に自信
おお〜!!
今日から「8分蒸し」で楽しみながら食事療法!!

8分蒸し　基本の作り方

この本で紹介している料理は、すべて以下のルールで作ることができます。
あとは食材をかえるだけで、レパートリーは無限に広がります。

たんぱく質
（肉か魚）
200g

＋

野菜
200g

＋

塩
小さじ**1/2**

＋

水 大さじ**4**

⇓

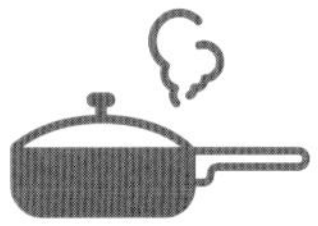

中火で
8分蒸し

1

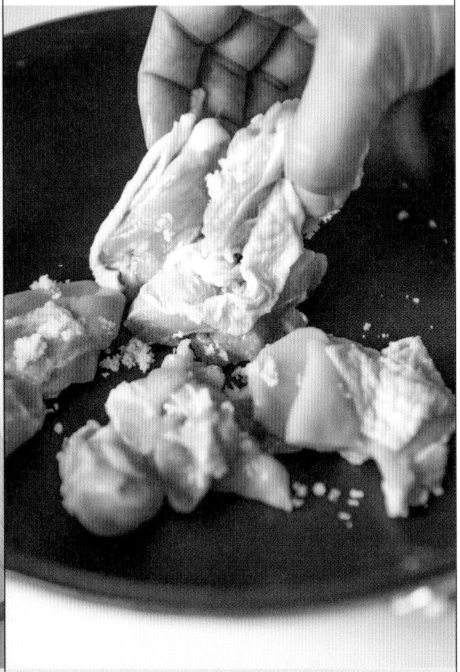

たんぱく質に下味をつける

肉や魚などのたんぱく質を切ってフライパン（直径25～26㎝）に入れ、塩小さじ1/2をもみ込む。

味つけは、ここだけでOK。加熱しながらこの塩分を全体に行き渡らせます。満足感を出すには、たんぱく質にしっかり味をつけておくことが大事。

2

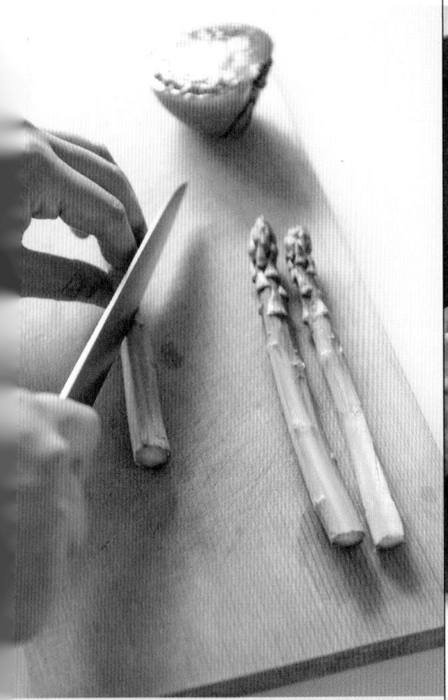

野菜を切る

たんぱく質に味をなじませている間に、2種類の野菜を切る。

火にかけてから8分で、ちょうどよく火が通るように、それぞれの食材の切り方を工夫しています。

※2人分なので、お一人で食べる場合はできあがった料理を冷蔵庫で保存し、2～3日以内に食べきりましょう。

火加減と水分量について

中火とは、フライパンの底から炎の先がはみ出さない火加減をさします。初めて作るときは、少し弱めの火加減にしたほうが、焦げる心配がないのでおすすめです。

加熱の途中で焦げつきそうになったら、水を少し足してください。また、仕上がりの水分が多すぎるときは、ふたを取って強火にかけ、軽く水分を飛ばしてください。

3

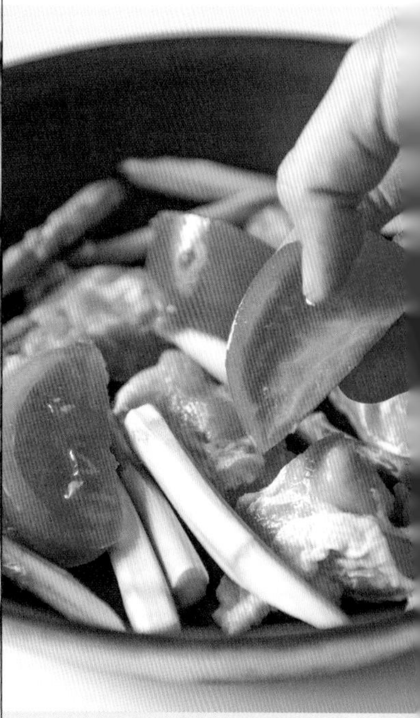

フライパンに野菜をのせる

1のフライパンに、2種類の野菜をのせる。

たんぱく質を一番下にし、野菜は火が通りにくいものから順にのせます。

4

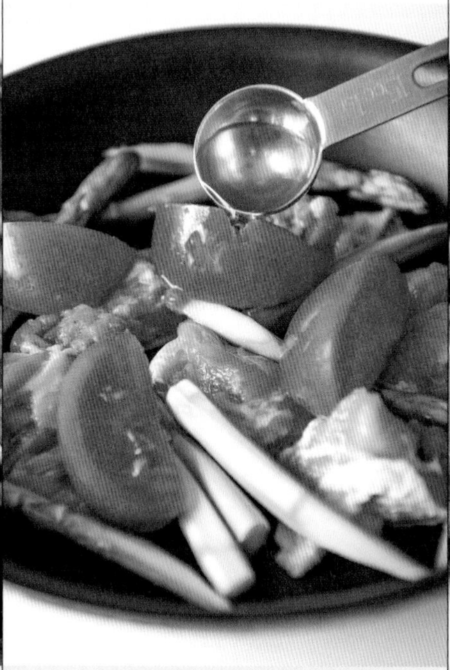

少量の水をふる

焦げつかないように、大さじ4の水をふる。加熱すると野菜の水分が出てくるので、ここで加える水は少量でOK！

5

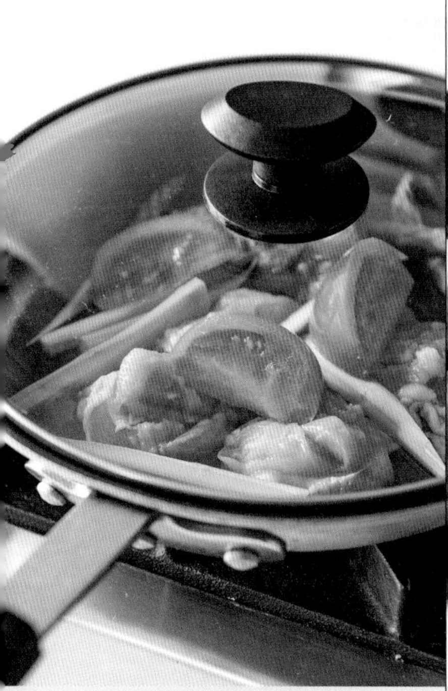

ふたをして中火にかけ、8分蒸す

ふたをして蒸すことで、素材のうまみを閉じ込めることができ、シンプルながら滋味深いおいしさに。

野菜と塩分について

野菜は「甘み野菜」と「香り野菜」の2種類を使うと、よりおいしくできます

1つの料理に、2種類の野菜を使います。この本では、加熱すると甘みが出るものを「甘み野菜」、香りが出るものを「香り野菜」と呼び、この2種類を組み合わせることで、味に深みを出しています。甘み野菜と香り野菜のグループ分けは、以下を参考にしてください。

写真は正味100gの目安です。

甘み野菜

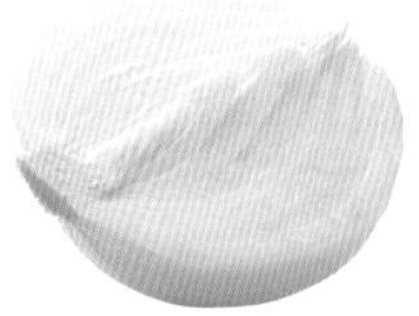	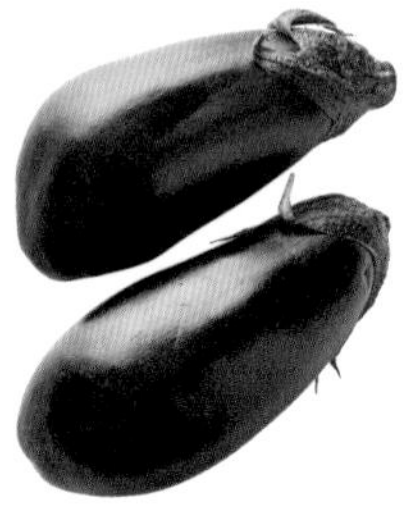
玉ねぎ1/2個	なす小2本
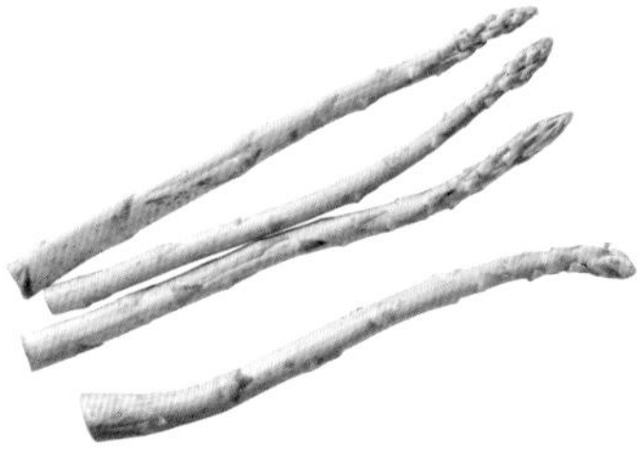	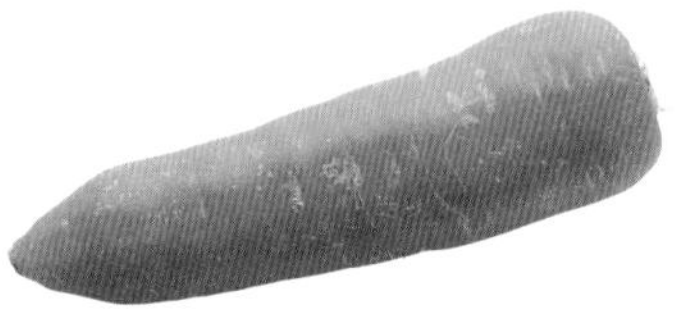
グリーンアスパラガス約4本	にんじん小1本

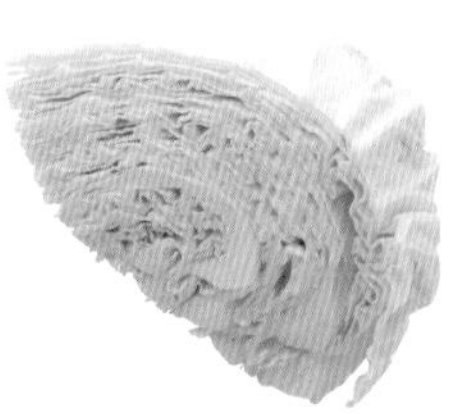	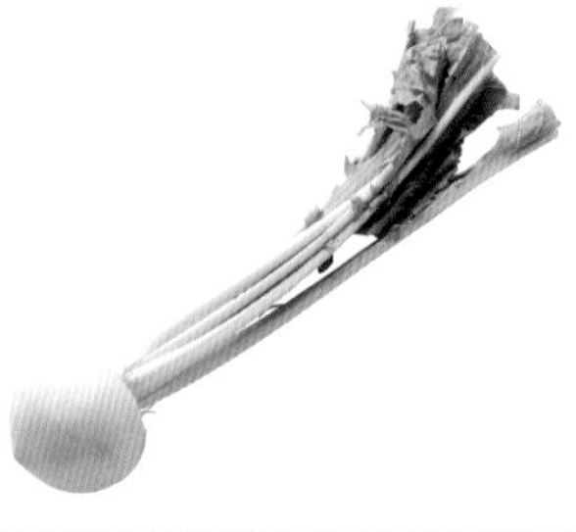	
キャベツ1/12個	かぶ（葉つき）1個 （根の部分は2個で約100g）	大根3cm

香り野菜

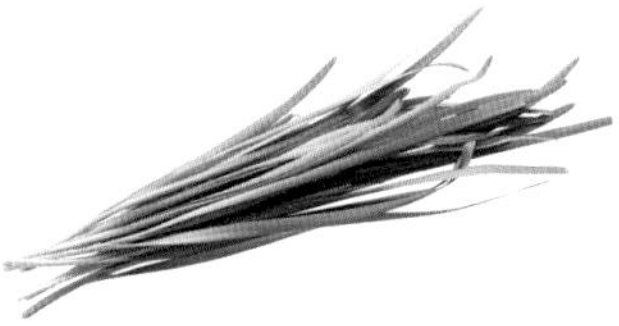

にら1束

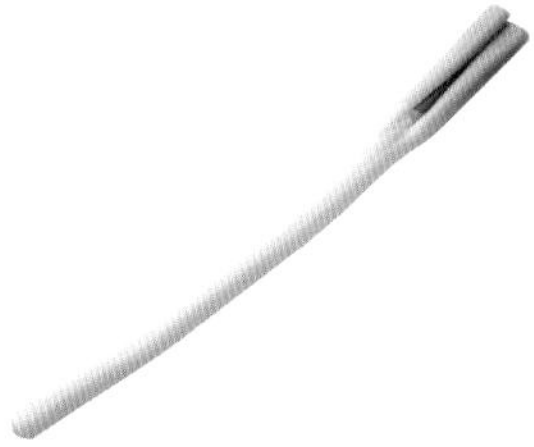

長ねぎ1本

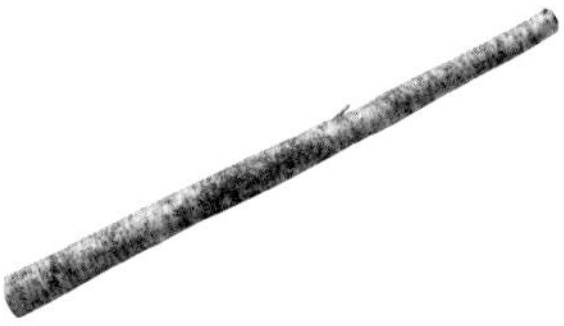

ごぼう（細め）1本

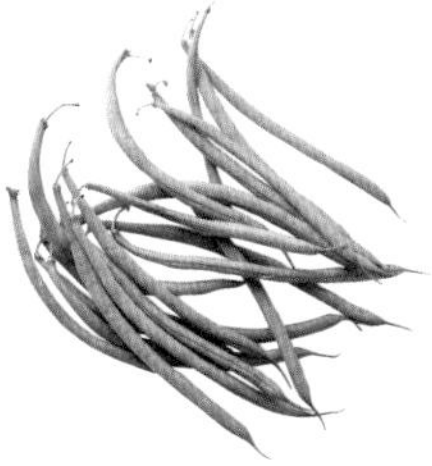

さやいんげん約20本

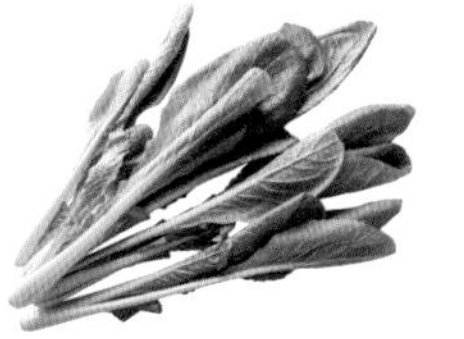

小松菜1/2束

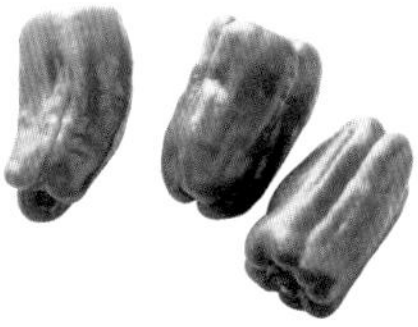

ピーマン3個

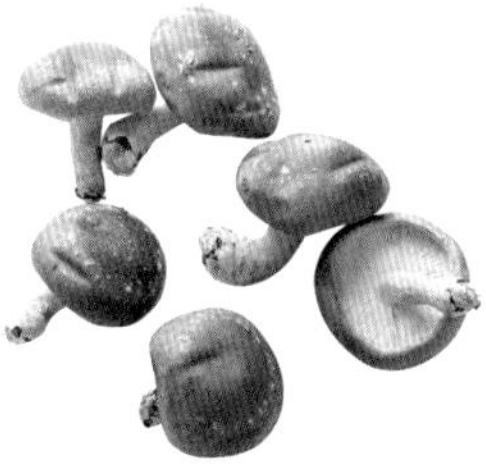

生しいたけ6枚

にんにく1かけ

生姜1かけ

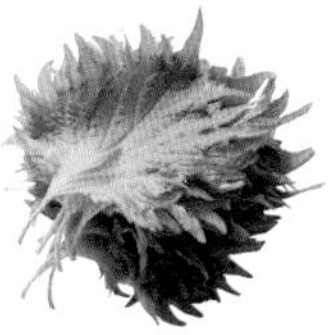

青じそ10枚

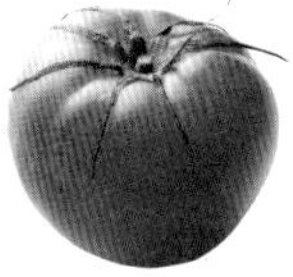

トマト小1個
（または、中1/2個）

※にんにく、生姜、青じそは、実際に使う適量の目安(2人分の場合)。香りが強いので少量で十分です。

基本の塩分
「塩小さじ1/2」に相当する調味料と食材

塩小さじ1/2は、ほかの調味料にも置きかえられます

この本の味つけは、「400gの食材に対して塩小さじ1/2の塩分量」を基準にしています。だれもが「おいしい」と感じる塩分量なので、味がぴたりと決まり、失敗がありません。ほかの調味料に置きかえる場合は、右の表を参考にしてください。

しょうゆ	大さじ1
みそ	大さじ1
オイスターソース	大さじ2
ナンプラー	小さじ2
中濃ソース	大さじ2と1/2
梅干し（塩分10%のもの）	3個（25g）

塩の種類について

一般に販売されている塩は、
大きく「精製塩」「精製されていない塩」「減塩しお」などに分けられます。

◎精製塩

「食塩」や「食卓塩」として売られている塩です。海水を電気分解して作られます。塩化ナトリウムの純度が非常に高く、成分の99％以上を占めます。最も安価な塩の種類です。

◎精製されていない塩

海水を自然乾燥させたり、釜で煮詰めたりして作られます。岩塩も太古の海水の塩分が濃縮したものなので、天然塩です。ナトリウム以外にマグネシウムやカリウム、カルシウム、鉄などさまざまな成分（ミネラル）が含まれています。精製塩より塩気が弱く、甘みなどが感じられます。同じ小さじ½でも、ナトリウムが少ない分だけ精製塩より減塩できます。

◎減塩しお

精製塩に含まれる塩化ナトリウムの一部を塩化カリウムなどに置き換えた商品です。腎臓が悪い人が摂取すると、「高カリウム血症」になり、命に関わる場合もあります。使うときは、必ず医師に相談してからにしましょう。

心臓が悪い人には、純度の高い精製塩より**料理がおいしくなって、減塩もできる精製されていない塩がおすすめです。**このタイプの塩は100gの価格が120円から1000円くらい、100gの食塩相当量（※）も75gから95g程度とさまざま。価格や食塩相当量を考えて購入を検討しましょう。

※食品のナトリウム量を求めて、食塩の量に換算したもの

主食について

主食は私たちの体を動かすために必要な炭水化物で、エネルギー源となります。日本人の食事摂取基準ではエネルギーの50～65％を炭水化物で摂ることが目標とされています。適正な量を一人ひとりが知ることが大切です。

なお、私たちが食べる主食は、ごはん、パン、めん類、シリアルなどですが、じつは、**パンやめん類には塩が入っています。**食パン6枚切り1枚当たりに含まれる食塩は0.7g、冷凍うどん1玉180g当たりでは0.5～1.2gです（かけうどん1杯なら、汁を含めて約4.9g）。そのため、**できるだけごはんを主食にする**ことをおすすめします。

ごはんは塩味がいちばん合うので、習慣的に漬物やみそ汁などの塩気の濃いものでごはんを食べる人がいます。このような人は塩分に対する味覚が鈍感になっています。そのため、いったん心臓が悪くなり、病院に入院して減塩食になると、いきなり食事が摂れなくなります。ふだんから、漬物や梅干しなどは控えめにして、塩分が少なく、それでいておいしい食事を摂る必要があります。そのためにも、8分蒸しは、とても有効な手法です。

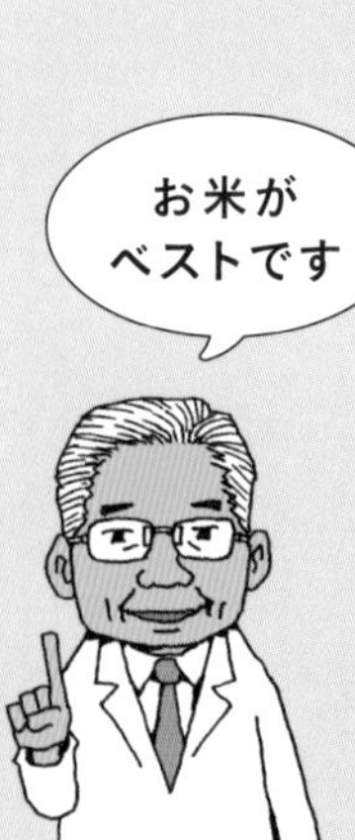

[本書のレシピの見方]

●栄養表示

レシピ名の材料で作った場合の**1人分**の塩分、エネルギー、たんぱく質、脂質、糖質量を表示します。**料理自体は2人分**なので注意してください。

※医師から注意を受けている方は、脂質・糖質も気を付けて。
※好みであとがけする植物性油と香辛料は表示外となります。

●肉or魚

本書掲載のほとんどの肉料理には、魚に置きかえた場合の作り方が併記されており、どちらを使ってもおいしく作れます。肉は買いやすく、保存しやすく、料理もしやすいですが、魚は魚で心臓の弱い方にとてもおすすめ。EPAやDHAなどの血液をサラサラにする成分が豊富で、たんぱく質も良質です。

●植物性油のあとがけ

植物性の油には、LDLコレステロールや中性脂肪を減らし、心不全を予防する成分が含まれています。お好みで、フライパンのなかであとがけしましょう。

●香辛料のあとがけ

8分蒸しは「ほぼ無水調理」。食材のうま味を引き出すので塩が少なくても十分おいしく感じられます。それでも、やっぱり物足りない……という方は、お皿に盛った後で香辛料をあとがけしてみてください。風味や香りが加わり、食欲がグンと増すはずです。

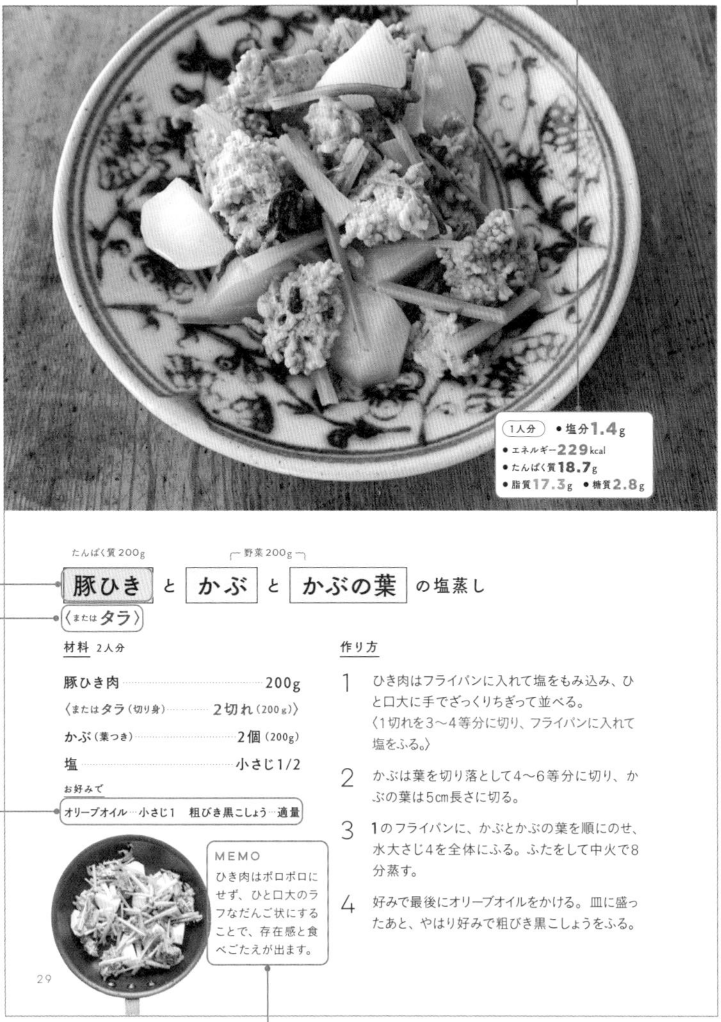

1人分 ●塩分1.4g
●エネルギー229kcal
●たんぱく質18.7g
●脂質17.3g ●糖質2.8g

たんぱく質200g　野菜200g

豚ひき と かぶ と かぶの葉 の塩蒸し
〈またはタラ〉

材料 2人分

豚ひき肉……200g
〈またはタラ（切り身）……2切れ（200g）〉
かぶ（葉つき）……2個（200g）
塩……小さじ1/2
お好みで
オリーブオイル…小さじ1　粗びき黒こしょう…適量

MEMO
ひき肉はポロポロにせず、ひと口大のラフなだんご状にすることで、存在感と食べごたえが出ます。

作り方

1 ひき肉はフライパンに入れて塩をもみ込み、ひと口大に手でざっくりちぎって並べる。〈1切れを3〜4等分に切り、フライパンに入れて塩をふる。〉
2 かぶは葉を切り落として4〜6等分に切り、かぶの葉は5cm長さに切る。
3 1のフライパンに、かぶとかぶの葉を順にのせ、水大さじ4を全体にふる。ふたをして中火で8分蒸す。
4 好みで最後にオリーブオイルをかける。皿に盛ったあと、やはり好みで粗びき黒こしょうをふる。

29

●MEMO

よりおいしく作るためのポイントを紹介します。

[料理が余ったら]

料理が余ったら、冷蔵庫で保存してください。2〜3日以内に食べきりましょう。調理後、粗熱が取れたら、保存容器、または次に食事するときの器（温めればそのまま洗い物なしで食事できます）に入れ、ラップをして冷蔵庫へ。食べるときはレンジでチンして。

この本のきまり

- 大さじ1は15mℓ、小さじ1は5mℓです。
- フライパンは直径25〜26cmのものを使っています。
- 野菜を洗うなどの下処理は省略しています。

Part 1

基本の塩味レシピ

まずはシンプルな塩味で、このレシピの手軽さとおいしさを実感してください。
調味料は塩だけだから、素材の味が驚くほど際立ちます。

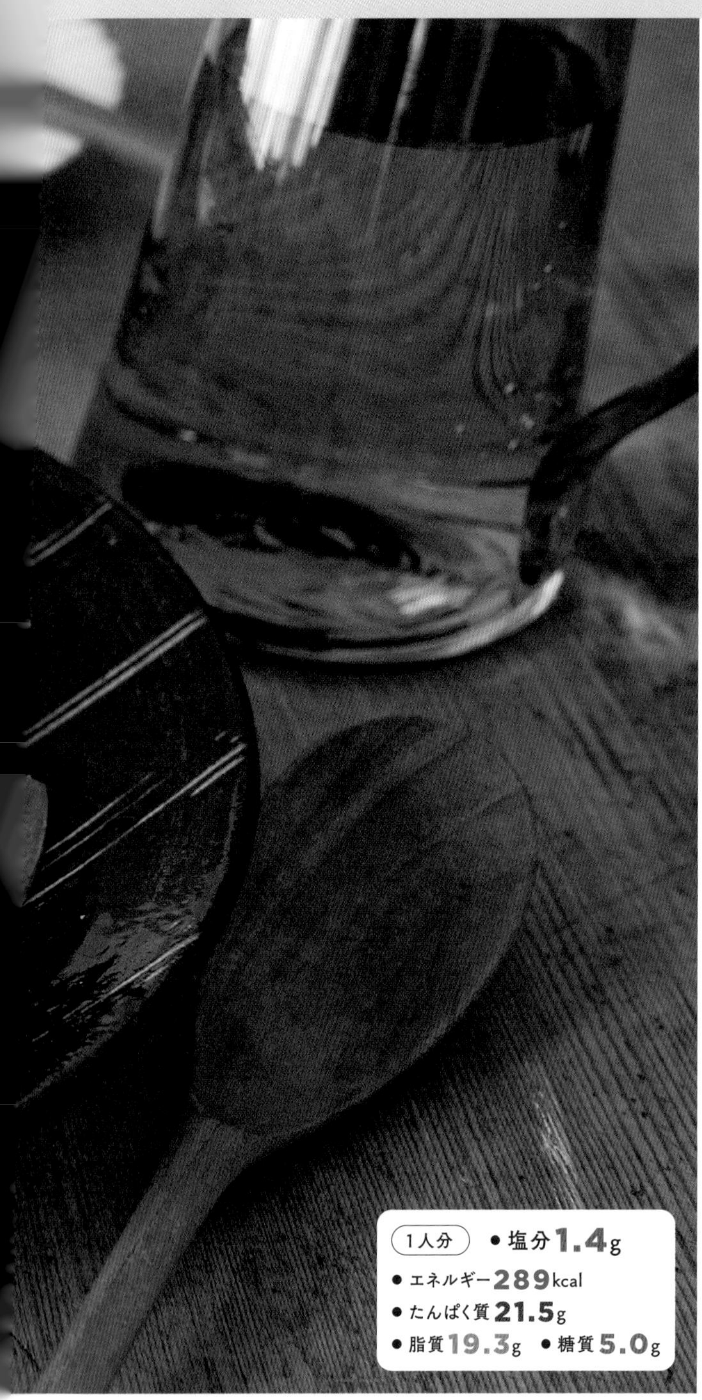

材料 2人分

- 豚こま切れ肉……200g
- 〈またはタイ（切り身）……2切れ（200g）〉
- スナップえんどう……100g
- 長ねぎ……1本（100g）
- 塩……小さじ1/2

お好みで

- ごま油……小さじ1
- レモン汁……適量

作り方

1. 豚肉はフライパンに入れ、塩をもみ込む。
〈タイは1切れを3～4等分に切り、フライパンに入れて塩をふる。〉
2. スナップえんどうは筋を取り、さやを開く。長ねぎは2cm長さの斜め切りにする。
3. 1のフライパンに、長ねぎ、スナップえんどうを順にのせ、水大さじ4を全体にふる。ふたをして中火で8分蒸す。
4. 好みでごま油をかける。皿に盛ったあと、好みでレモン汁をかける。

1人分
- 塩分1.4g
- エネルギー289kcal
- たんぱく質21.5g
- 脂質19.3g
- 糖質5.0g

MEMO

スナップえんどうは、さやを開くと中から豆がのぞいて見た目が華やかに。食べやすさもアップします。

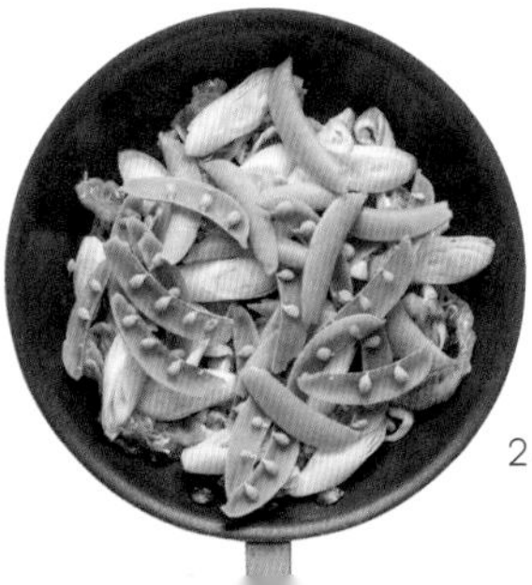

たんぱく質200g　　　　野菜200g

豚こま と スナップえんどう と 長ねぎ の塩蒸し

〈または タイ〉

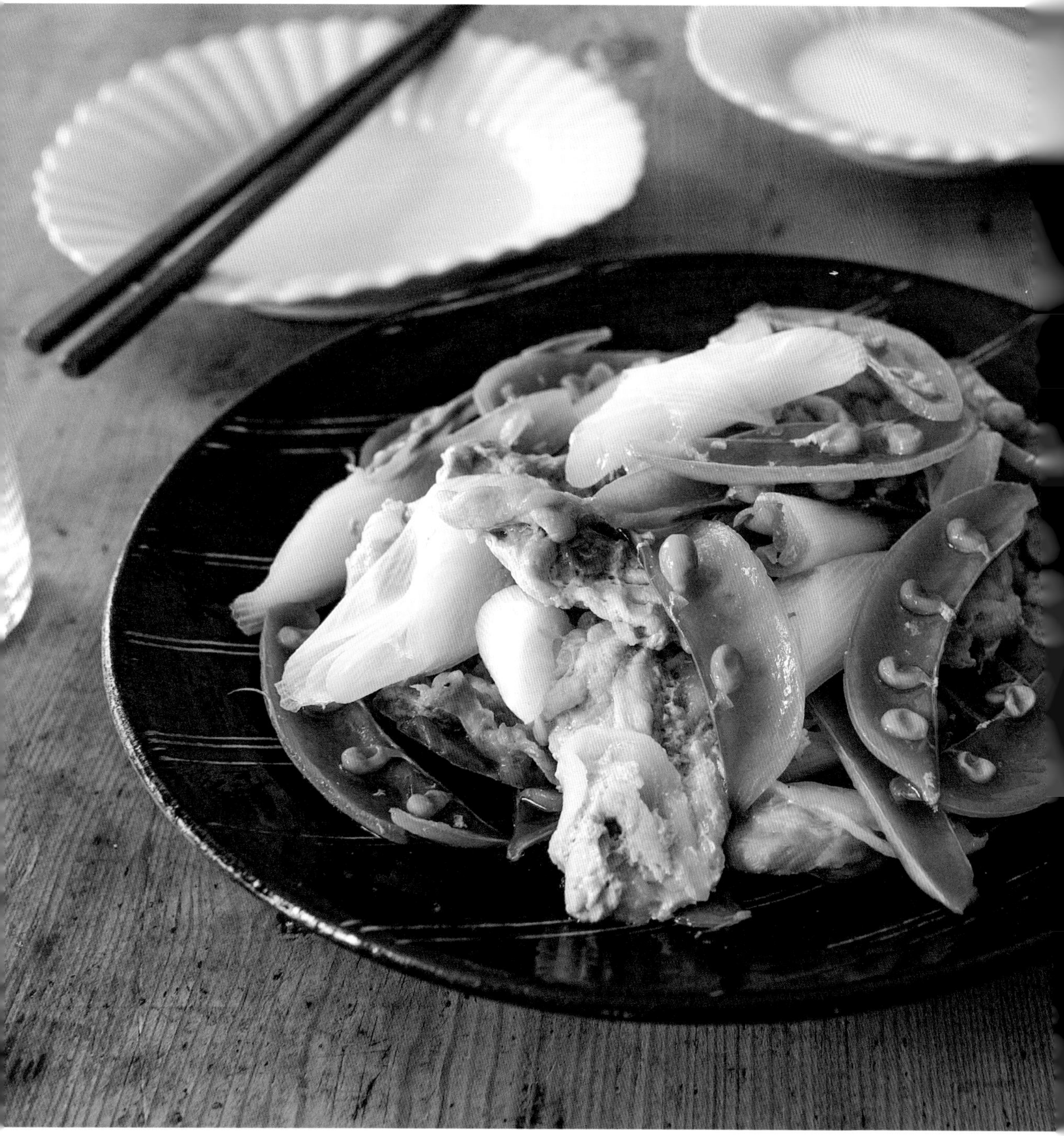

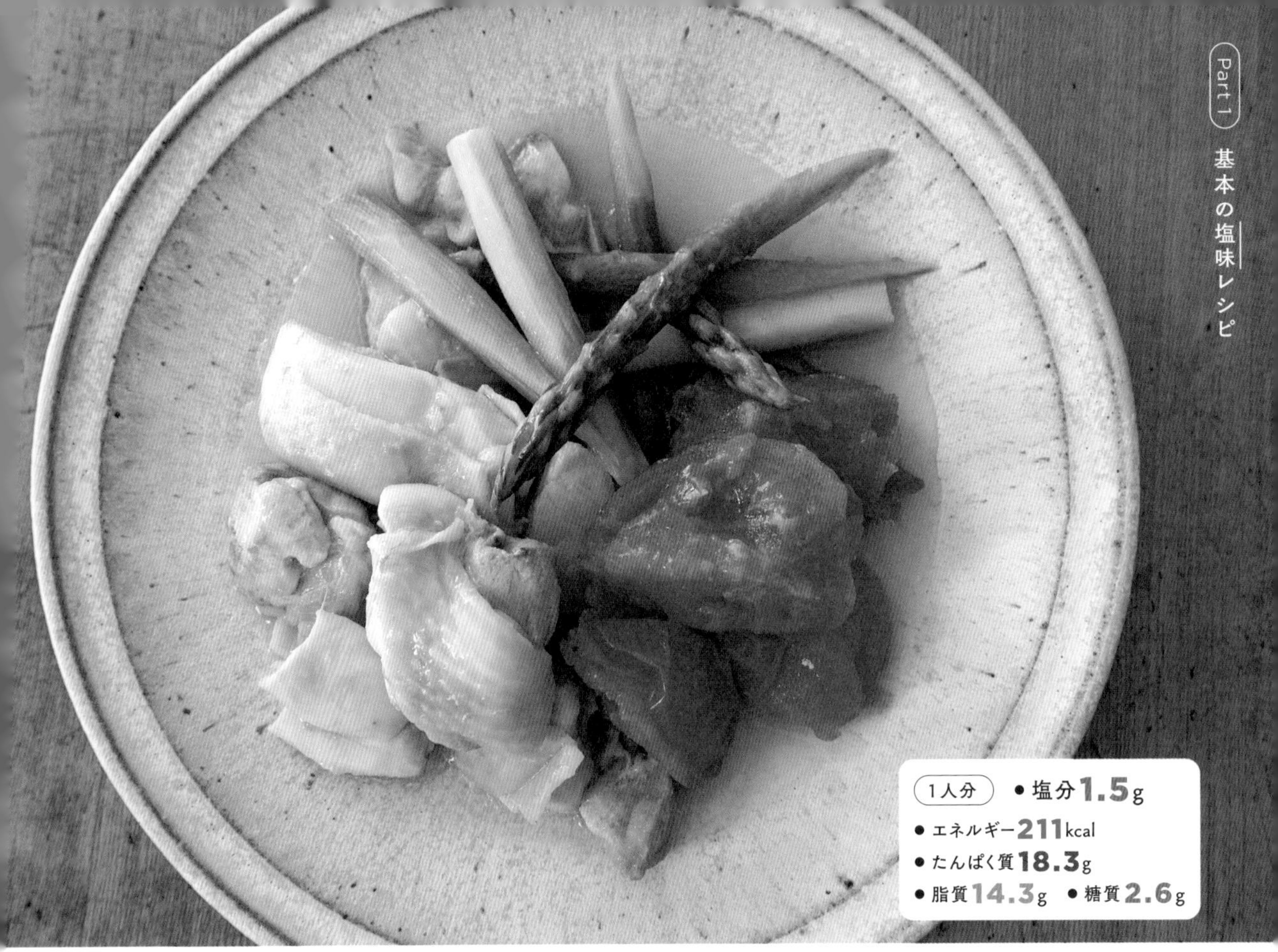

1人分 ●塩分1.5g
●エネルギー211kcal
●たんぱく質18.3g
●脂質14.3g ●糖質2.6g

たんぱく質200g　野菜200g

鶏もも と アスパラ と トマト の塩蒸し

〈または サワラ〉

材料 2人分

鶏もも肉……小1枚（200g）
〈またはサワラ（切り身）……2切れ（200g）〉
グリーンアスパラガス……約4本（100g）
トマト……1/2個（100g）
塩……小さじ1/2

お好みで
オリーブオイル…小さじ1　粗びき黒こしょう…適量

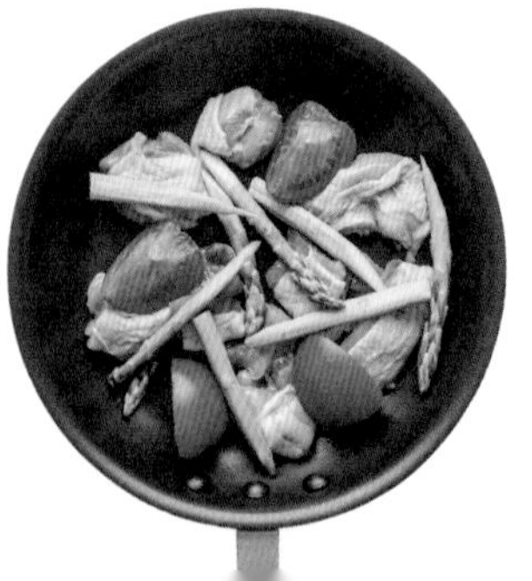

作り方

1 鶏肉は8等分に切り、フライパンに入れて塩をもみ込む。
〈サワラは1切れを3〜4等分に切り、フライパンに入れて塩をふる。〉

2 アスパラは根元を2cmほど切り落とし、下半分くらいの皮をむき、長さを半分に切る。トマトはへたを取り、4等分のくし形切りにする。

3 1のフライパンに、アスパラ、トマトを順にのせ、水大さじ4を全体にふる。ふたをして中火で8分蒸す。

4 好みでオリーブオイルをかける。皿に盛ったあと、好みで粗びき黒こしょうをふる。

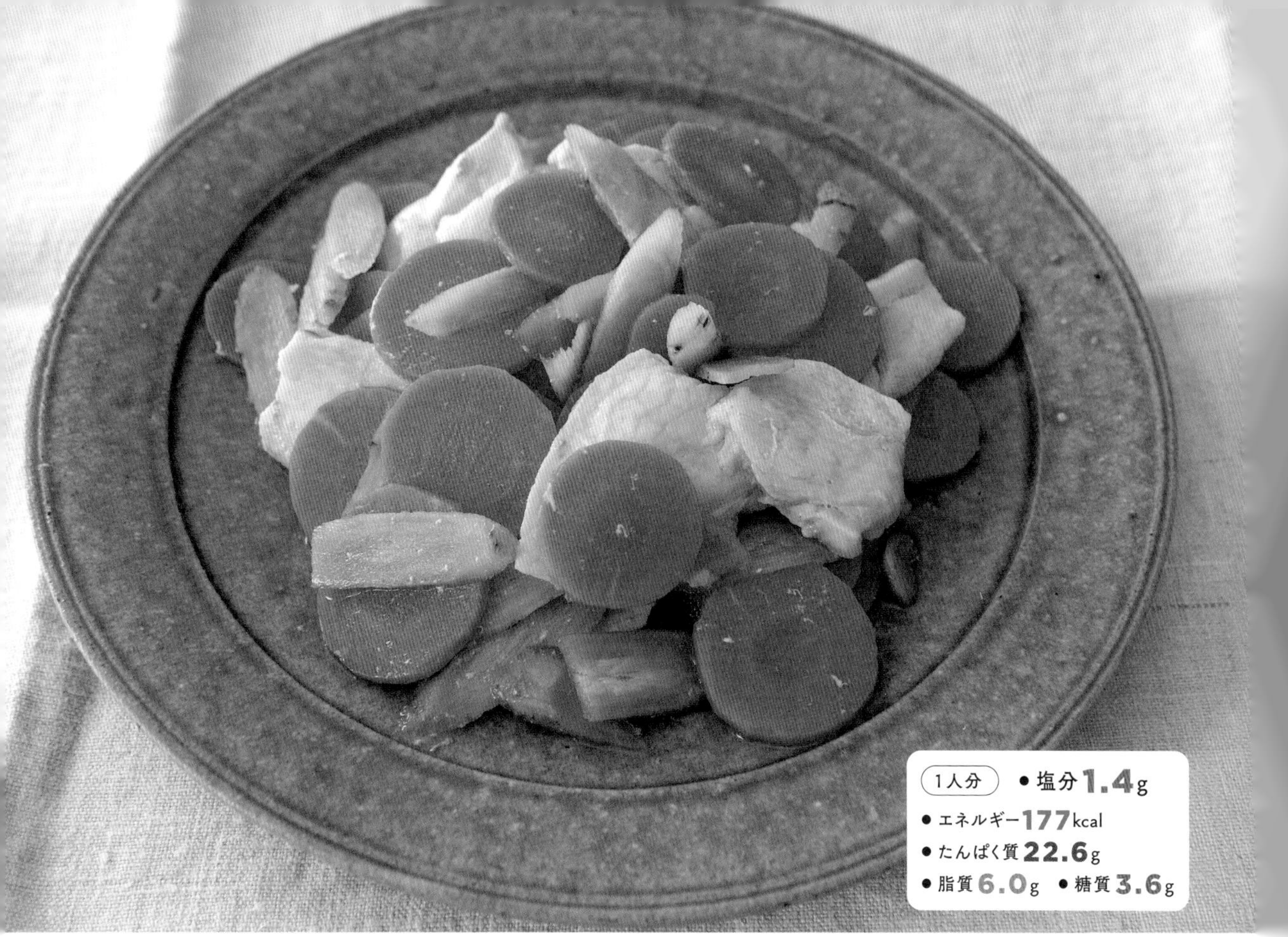

(1人分) ●塩分1.4g
●エネルギー177kcal
●たんぱく質22.6g
●脂質6.0g ●糖質3.6g

たんぱく質200g　　野菜200g

鶏むね と にんじん と ごぼう の塩蒸し

〈または サケ〉

材料 2人分

鶏むね肉……小1枚(200g)
〈または生ジャケ(切り身)…2切れ(200g)〉
にんじん……小1本(100g)
ごぼう……1本(100g)
塩……小さじ1/2

お好みで

ごま油……小さじ1　七味……適量

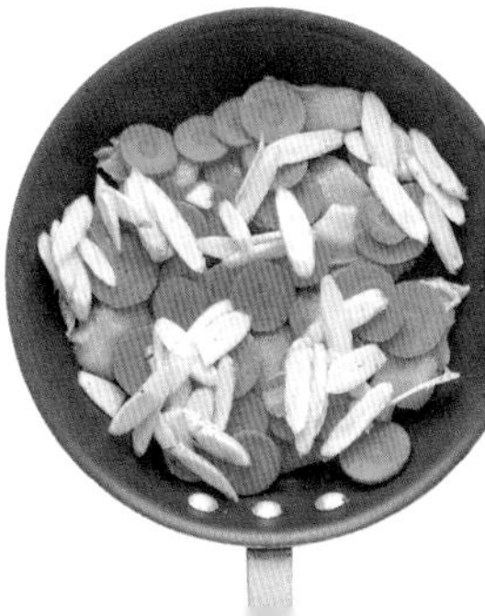

作り方

1 鶏肉は1cm幅の削ぎ切りにし、フライパンに入れて塩をもみ込む。
〈サケは1切れを3〜4等分に切り、フライパンに入れて塩をふる。〉

2 にんじんは5mm厚さの輪切りにし、ごぼうは斜め薄切りにする。

3 1のフライパンに、にんじん、ごぼうを順にのせ、水大さじ4を全体にふる。ふたをして中火で8分蒸す。

4 好みで最後にごま油をかける。皿に盛ったあと、好みで七味をふる。

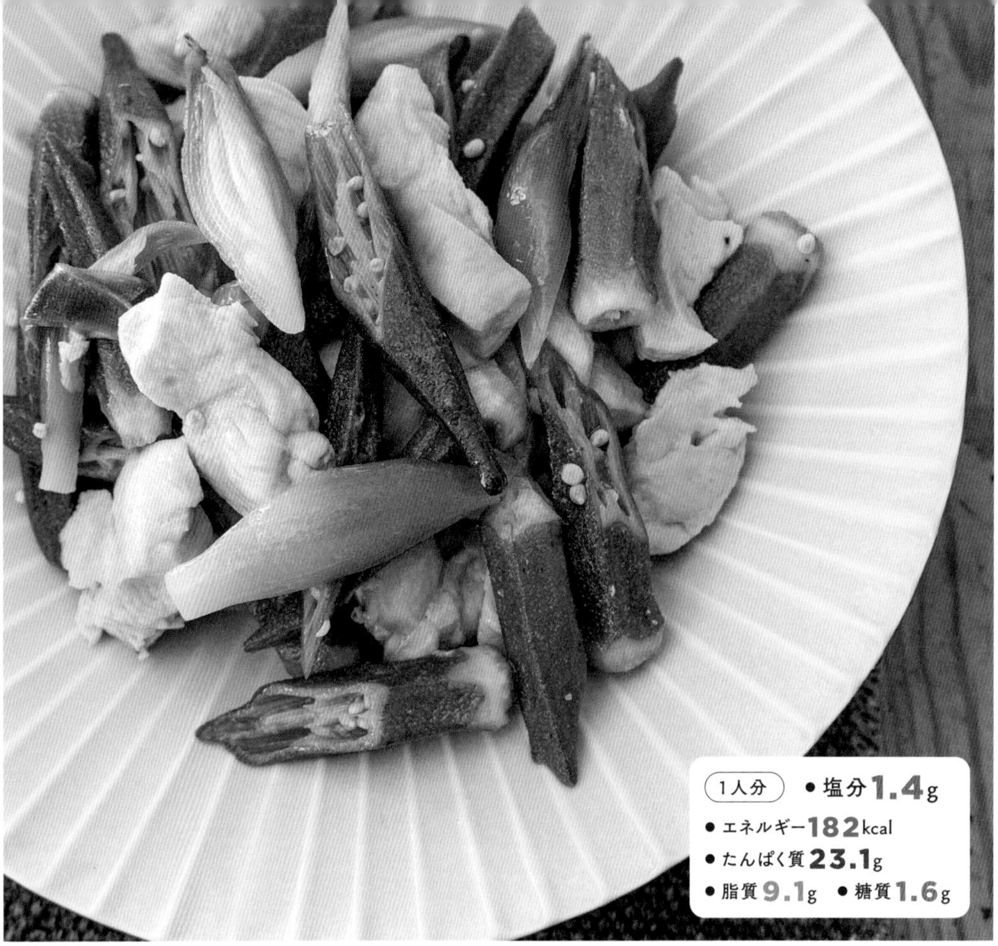

1人分 ● 塩分1.4g
● エネルギー182kcal
● たんぱく質23.1g
● 脂質9.1g ● 糖質1.6g

たんぱく質200g　野菜200g

鶏むね と オクラ と みょうが の塩蒸し

〈または タイ〉

材料 2人分

鶏むね肉……小1枚（200g）
〈またはタイ（切り身）2切れ（200g）〉
オクラ……大1袋（150g）
みょうが……3個（50g）
塩……小さじ1/2
オリーブオイル……大さじ1/2

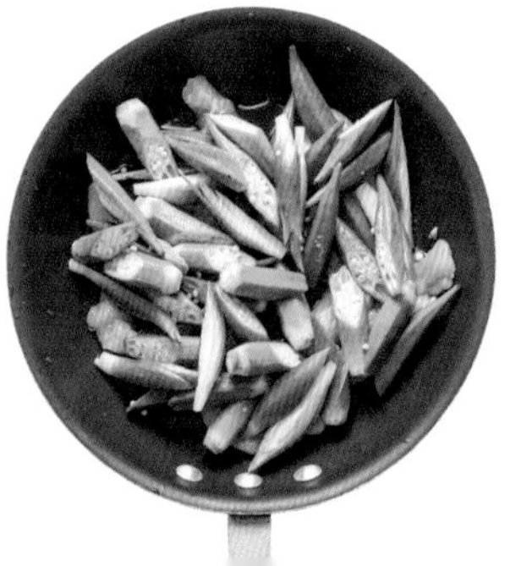

作り方

1 鶏肉は棒状に切り、フライパンに入れて塩をもみ込む。
〈タイは1切れを3～4等分に切り、フライパンに入れて塩をふる。〉

2 オクラはガクをむいて斜め半分に切る。みょうがは四つ割りにする。

3 1のフライパンに、オクラ、みょうがを順にのせ、水大さじ4を全体にふる。ふたをして中火で8分蒸し、火を止める。仕上げにオリーブオイルを回しかける。

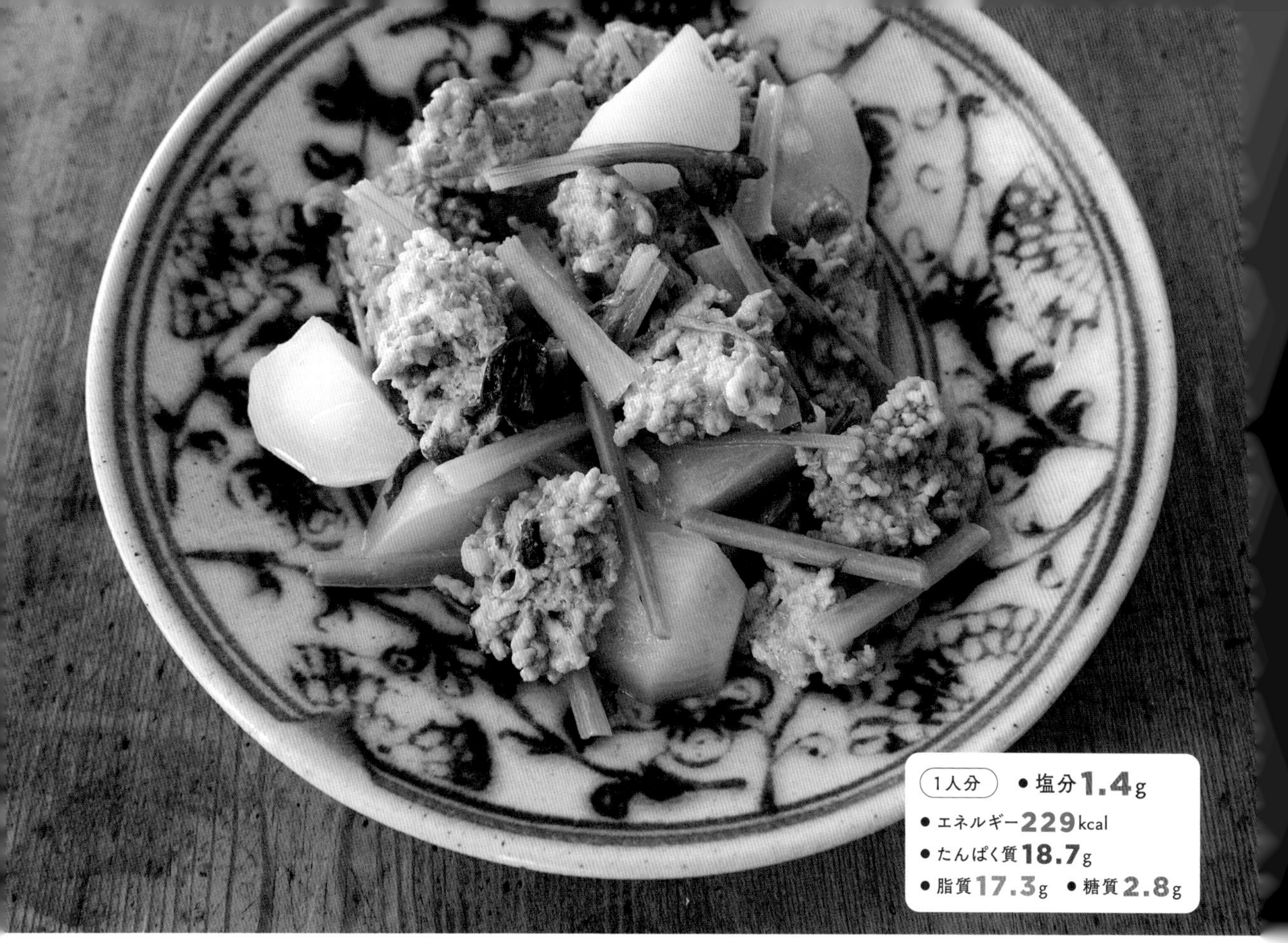

（1人分）●塩分1.4g
●エネルギー229kcal
●たんぱく質18.7g
●脂質17.3g ●糖質2.8g

たんぱく質200g　野菜200g

豚ひき と かぶ と かぶの葉 の塩蒸し

〈またはタラ〉

材料 2人分

豚ひき肉……200g
〈またはタラ（切り身）……2切れ（200g）〉
かぶ（葉つき）……2個（200g）
塩……小さじ1/2

お好みで

オリーブオイル…小さじ1　粗びき黒こしょう…適量

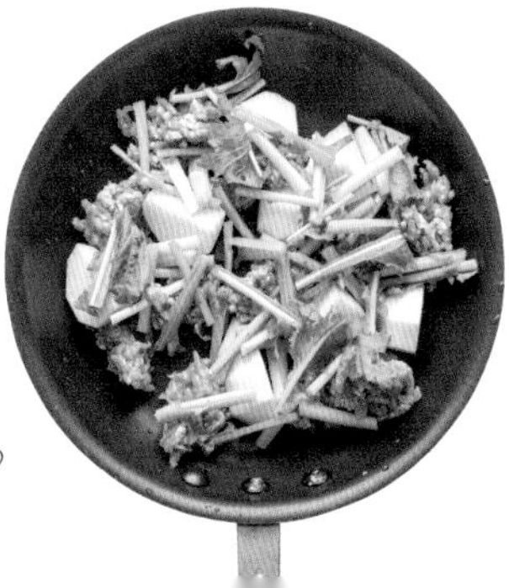

MEMO
ひき肉はポロポロにせず、ひと口大のラフなだんご状にすることで、存在感と食べごたえが出ます。

作り方

1 ひき肉はフライパンに入れて塩をもみ込み、ひと口大に手でざっくりちぎって並べる。
〈タラは1切れを3～4等分に切り、フライパンに入れて塩をふる。〉

2 かぶは葉を切り落として4～6等分に切り、かぶの葉は5cm長さに切る。

3 1のフライパンに、かぶ、かぶの葉を順にのせ、水大さじ4を全体にふる。ふたをして中火で8分蒸す。

4 好みで最後にオリーブオイルをかける。皿に盛ったあと、好みで粗びき黒こしょうをふる。

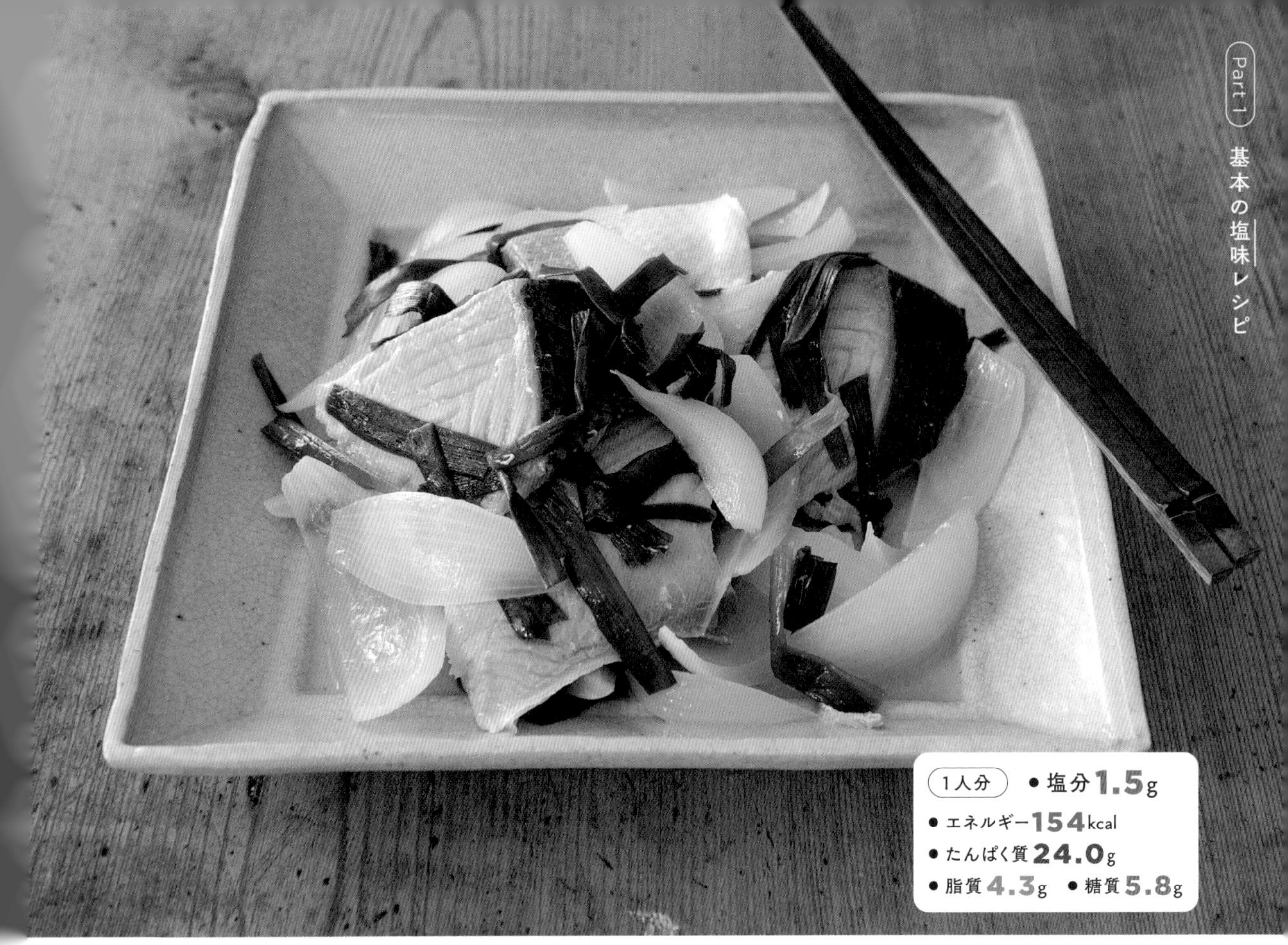

1人分 ●塩分1.5g
●エネルギー154kcal
●たんぱく質24.0g
●脂質4.3g ●糖質5.8g

たんぱく質200g　野菜200g

サケ と 玉ねぎ と にら の塩蒸し

材料 2人分

- 生ジャケ（切り身）……2切れ（200g）
- 玉ねぎ……小1個（150g）
- にら……1/2束（50g）
- 塩……小さじ1/2

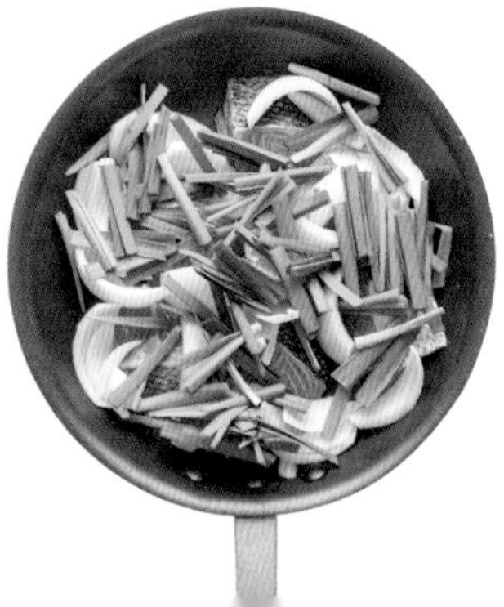

作り方

1 サケは1切れを3等分に切り、フライパンに入れて塩をふる。

2 玉ねぎは6等分のくし形切りにし、にらは5㎝長さに切る。

3 1のフライパンに、玉ねぎ、にらを順にのせ、水大さじ4を全体にふる。ふたをして中火で8分蒸す。

MEMO
魚は加熱すると身がくずれやすいので、大きめに切ります。サケのかわりに、タラ、ブリ、カジキなどの切り身でも。

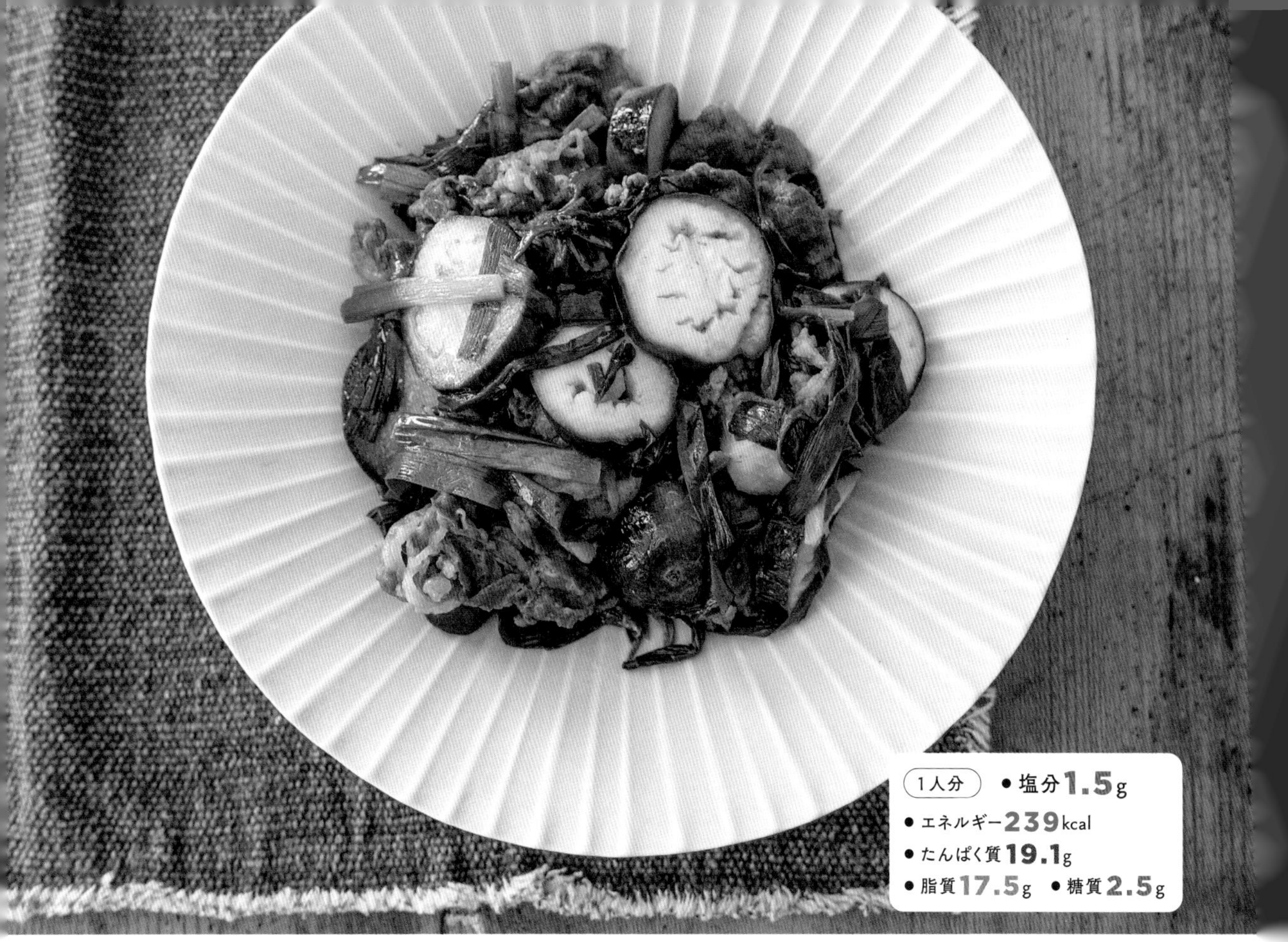

1人分 ●塩分1.5g
●エネルギー239kcal
●たんぱく質19.1g
●脂質17.5g ●糖質2.5g

たんぱく質200g　野菜200g

牛こま と なす と にら の塩蒸し

〈またはアジ〉

材料 2人分

牛こま切れ肉……200g
〈またはアジ（切り身）……2切れ（200g）〉
なす……大2本（150g）
にら……1/2束（50g）
塩……小さじ1/2

お好みで

ごま油……小さじ1　粉山椒……適量

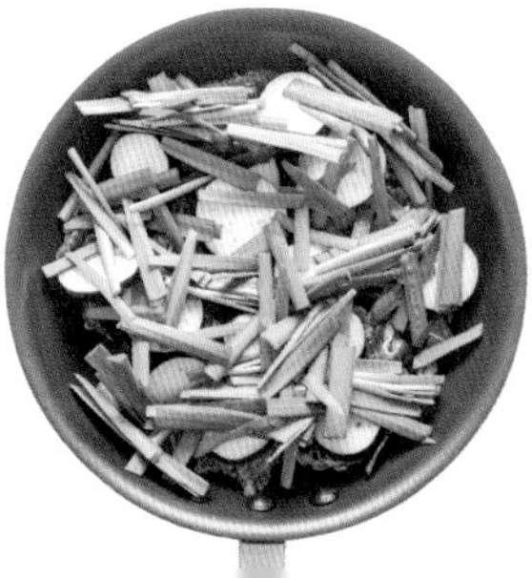

作り方

1 牛肉はフライパンに入れ、塩をもみ込む。〈アジは1切れを3～4等分に切り、フライパンに入れて塩をふる。〉

2 なすは1cm厚さの輪切りにし、にらは5cm長さに切る。

3 **1**のフライパンに、なす、にらを順にのせ、水大さじ4を全体にふる。ふたをして中火で8分蒸す。

4 好みで最後にごま油をかける。皿に盛ったあと、好みで粉山椒をふる。

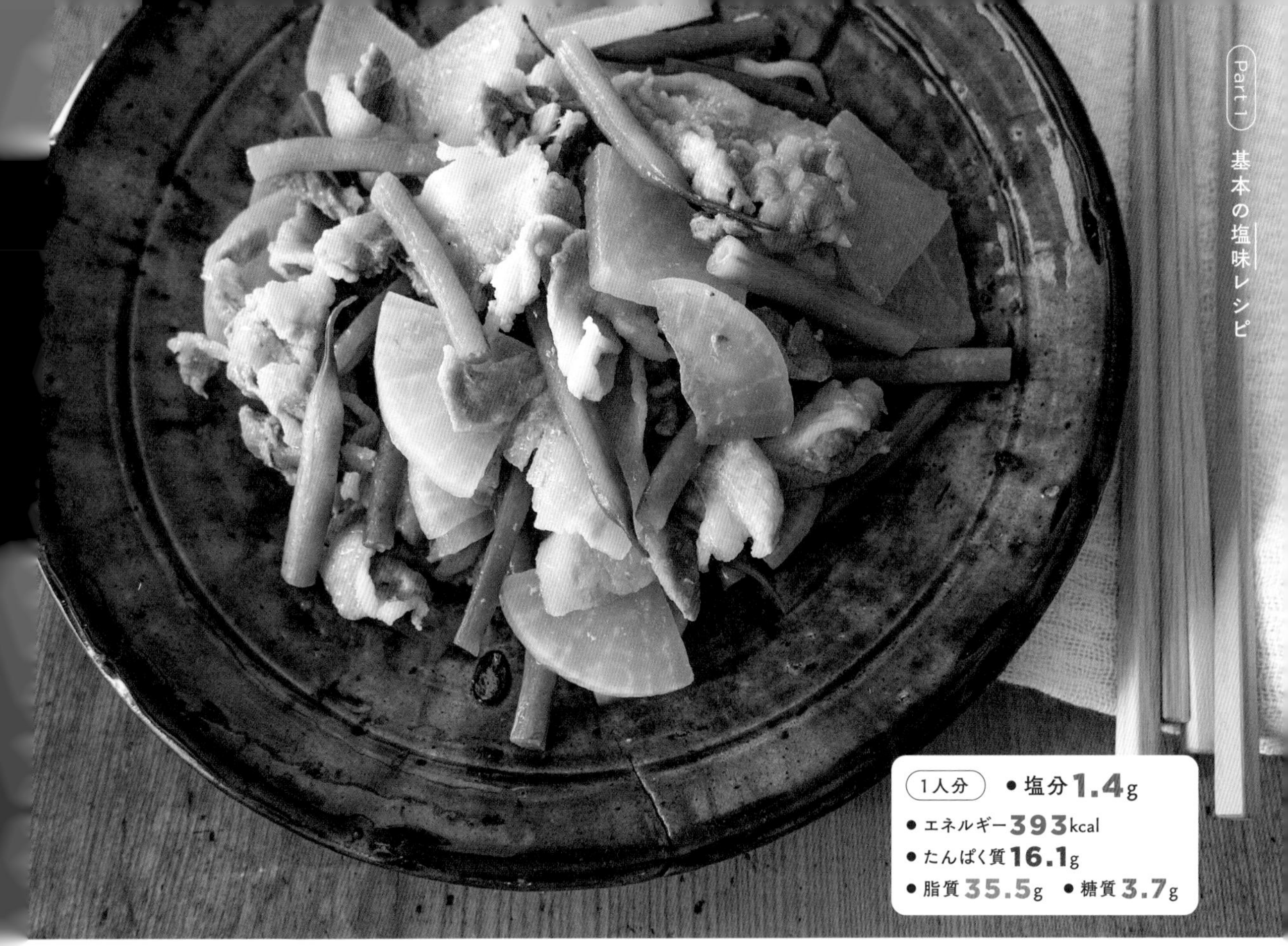

1人分
- 塩分1.4g
- エネルギー393kcal
- たんぱく質16.1g
- 脂質35.5g
- 糖質3.7g

たんぱく質200g　野菜200g

豚バラ と 大根 と いんげん の塩蒸し

〈またはブリ〉

材料 2人分

豚バラ薄切り肉……200g
〈またはブリ（切り身）……2切れ（200g）〉
大根……3cm（100g）
さやいんげん……100g
塩……小さじ1/2

お好みで

オリーブオイル……小さじ1　辛子……適量

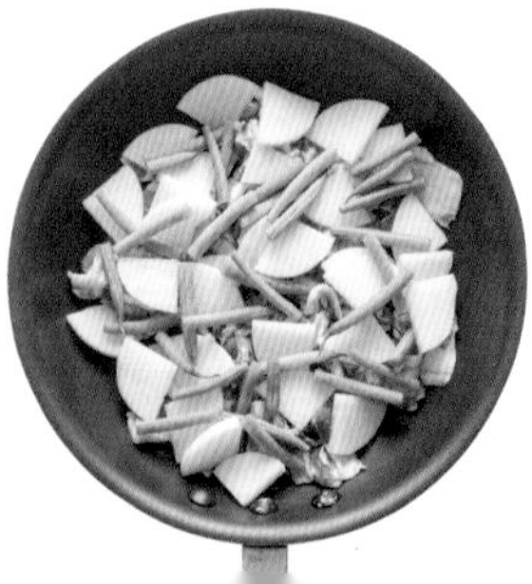

作り方

1 豚肉は5cm幅に切り、フライパンに入れて塩をもみ込む。
〈ブリは1切れを3～4等分に切り、フライパンに入れて塩をふる。〉

2 大根は5mm厚さのいちょう切りにし、いんげんは5cm長さに切る。

3 1のフライパンに、大根、いんげんを順にのせ、水大さじ4を全体にふる。ふたをして中火で8分蒸す。

4 好みで最後にオリーブオイルをかける。皿に盛ったあと、好みで辛子を添える。

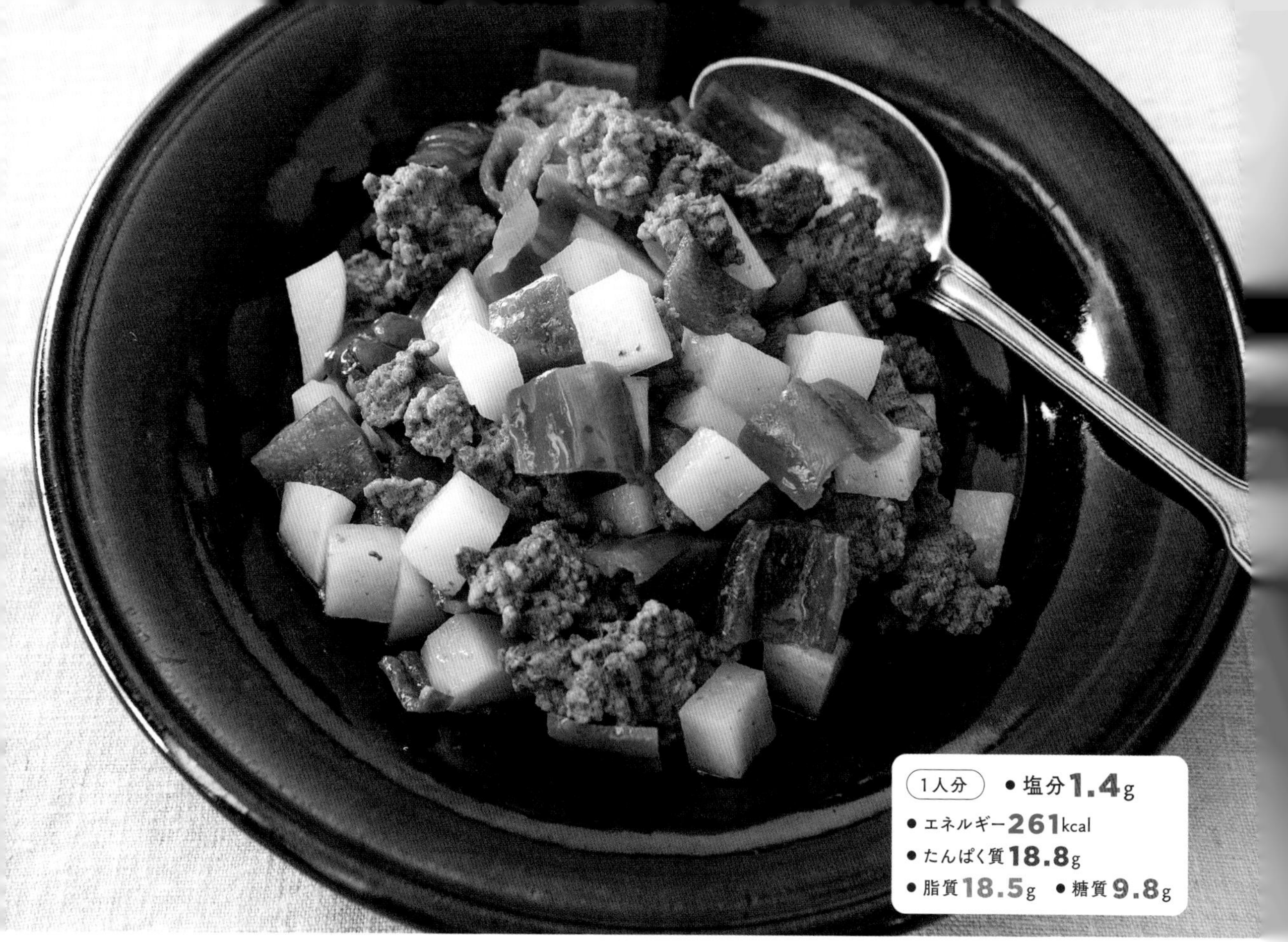

（1人分）●塩分1.4g
●エネルギー261kcal
●たんぱく質18.8g
●脂質18.5g ●糖質9.8g

たんぱく質200g　　野菜200g

合いびき と じゃがいも と ピーマン の塩蒸し

〈またはマグロ〉

材料 2人分

合いびき肉……200g
〈またはマグロ……1さく（200g）〉
じゃがいも……1個（100g）
ピーマン……3個（100g）
塩……小さじ1/2

お好みで

オリーブオイル……小さじ1　カレー粉……適量

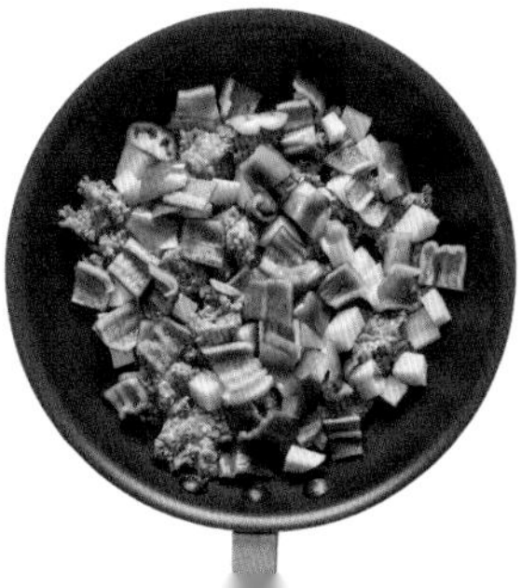

作り方

1 ひき肉はフライパンに入れて塩をもみ込み、ひと口大に手でざっくりちぎって並べる。〈マグロは2cm角に切り、フライパンに入れて塩をふる。〉

2 じゃがいもは1cm角に切り、ピーマンはへたと種を取って2cm角に切る。

3 1のフライパンに、じゃがいも、ピーマンを順にのせ、水大さじ4を全体にふる。ふたをして中火で8分蒸す。

4 好みで最後にオリーブオイルをかける。皿に盛ったあと、好みでカレー粉をふる。

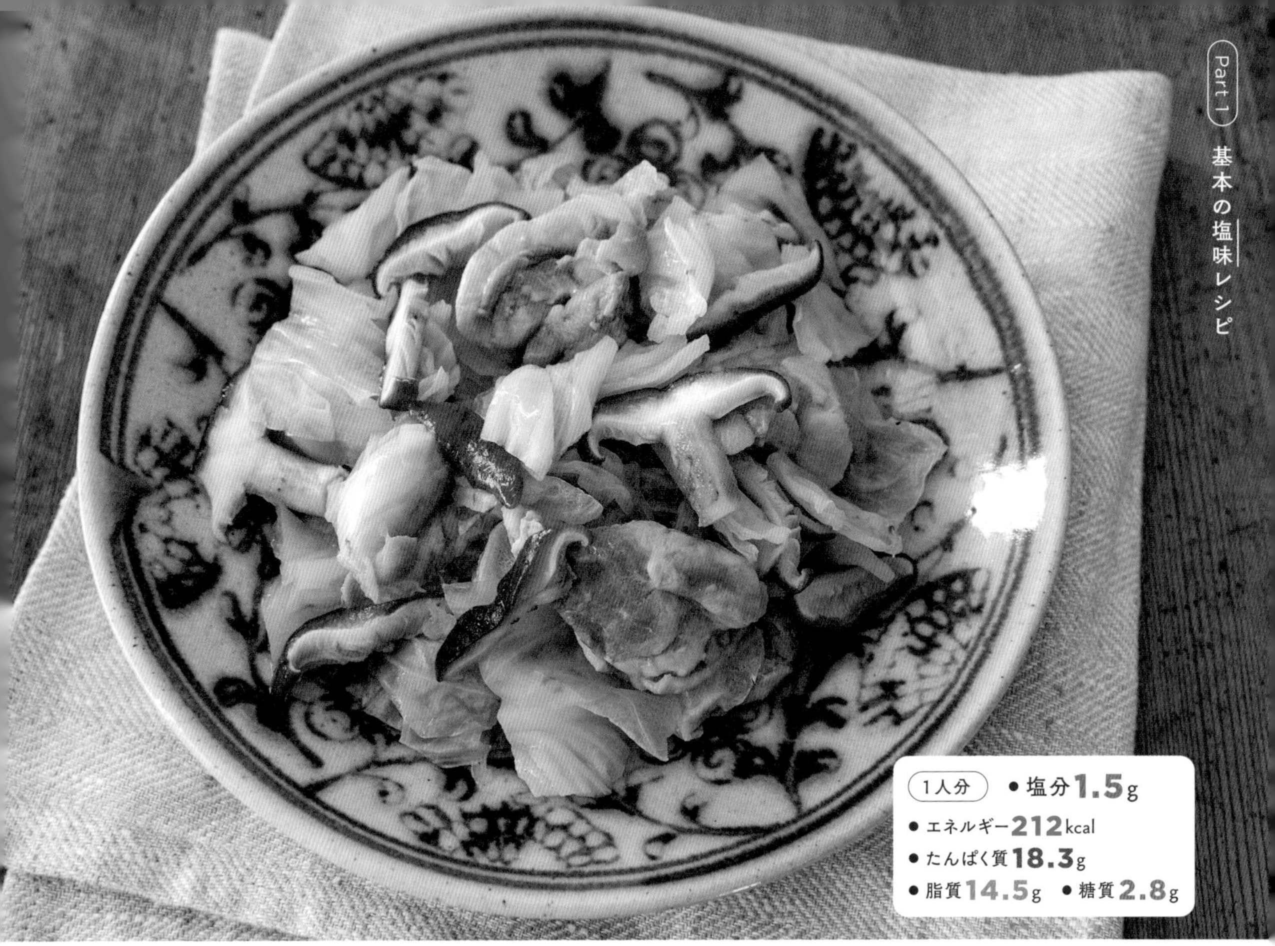

1人分 ●塩分1.5g
●エネルギー212kcal
●たんぱく質18.3g
●脂質14.5g ●糖質2.8g

たんぱく質200g　野菜200g

鶏もも と キャベツ と しいたけ の塩蒸し

〈または メカジキ〉

材料 2人分

鶏もも肉……小1枚（200g）
〈またはメカジキ（切り身）…2切れ（200g）〉
キャベツ……1/8個（150g）
生しいたけ……3枚（50g）
塩……小さじ1/2

お好みで

ごま油……小さじ1　おろし生姜……適量

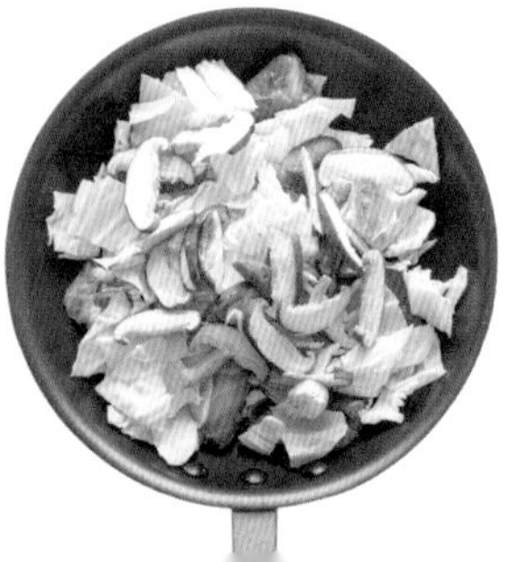

作り方

1 鶏肉は8等分に切り、フライパンに入れて塩をもみ込む。
〈メカジキは1切れを3～4等分に切り、フライパンに入れて塩をふる。〉

2 キャベツは5㎝角くらいのざく切りにし、しいたけは石づき（軸の先端のかたい部分）を取って薄切りにする。

3 1のフライパンに、キャベツ、しいたけを順にのせ、水大さじ4を全体にふる。ふたをして中火で8分蒸す。

4 好みで最後にごま油をかける。皿に盛ったあと、好みでおろし生姜を添える。

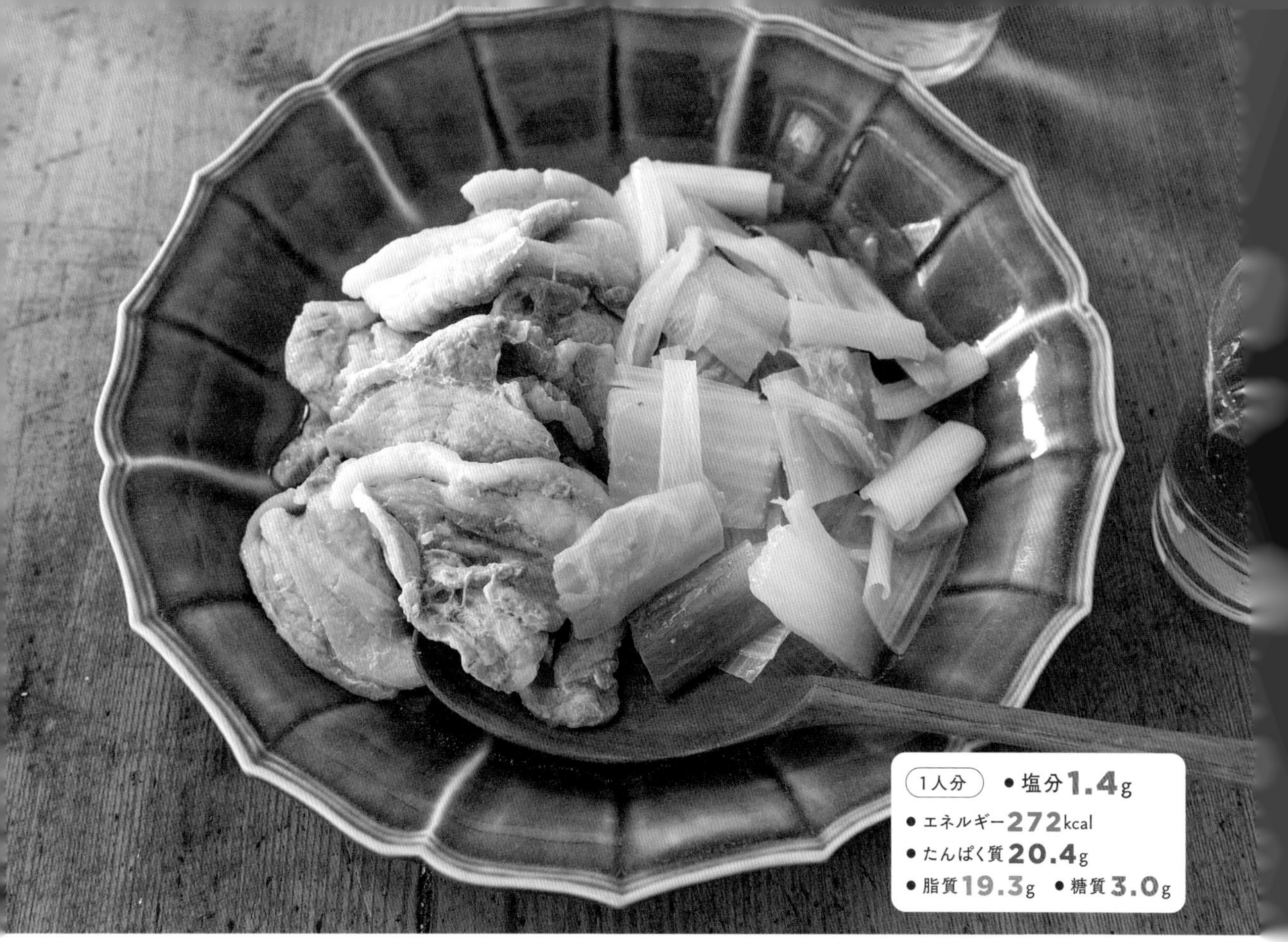

(1人分)
● 塩分1.4g
● エネルギー272kcal
● たんぱく質20.4g
● 脂質19.3g ● 糖質3.0g

たんぱく質200g　　野菜200g

豚ロース と 白菜 と 長ねぎ の塩蒸し

〈または タラ〉

材料 2人分

豚ロース肉（しょうが焼き用）……200g
〈またはタラ（切り身）……2切れ（200g）〉
白菜（中葉）……1枚（100g）
長ねぎ……1本（100g）
塩……小さじ1/2

お好みで

ごま油……小さじ1　七味……適量

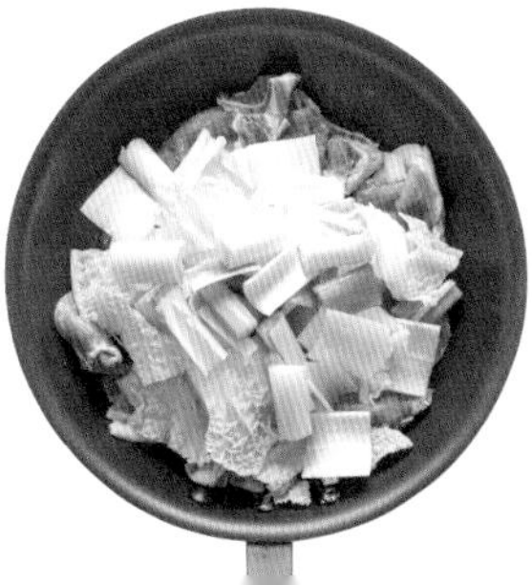

作り方

1 豚肉は半分に切り、フライパンに入れて塩をもみ込む。
〈タラは1切れを3～4等分に切り、フライパンに入れて塩をふる。〉

2 白菜は3～4cm角に切り、長ねぎは縦半分に切って3cm長さに切る。

3 1のフライパンに、白菜、長ねぎを順にのせ、水大さじ4を全体にふる。ふたをして中火で8分蒸す。

4 好みで最後にごま油をかける。皿に盛ったあと、好みで七味をふる。

野菜1つで！

副菜レシピ［塩味］

なるべく手早く作りたい副菜は、野菜1つ、調味料1つで十分！
塩味に香りや風味をプラスしてアクセントをつけると満足感が出ます。

野菜200g ＋ **塩 小さじ1/3** ＋ **水 大さじ3**

⇓

中火で5分蒸し

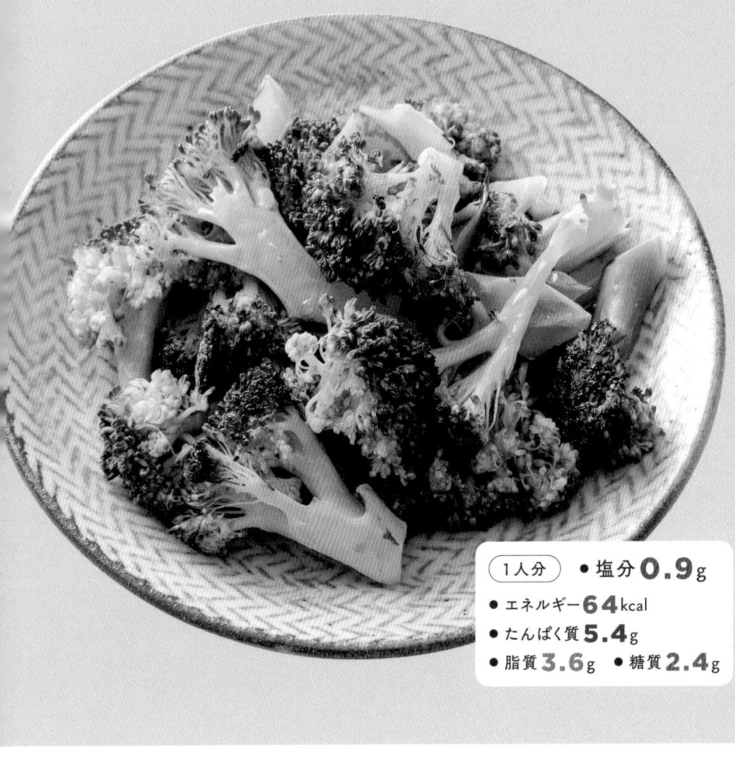

1人分
- 塩分0.9g
- エネルギー64kcal
- たんぱく質5.4g
- 脂質3.6g
- 糖質2.4g

ブロッコリーの塩蒸し＋ごま油

材料（2人分）と作り方

ブロッコリー1個（200g）は小さめの小房に分け、フライパンに入れて**塩小さじ1/3**をまぶす。**水大さじ3**を全体にふり、ふたをして中火で蒸す。5分たったらふたを外して強火にし、水分を飛ばして少し焼き目をつけ、仕上げに**ごま油大さじ1/2**を回しかける。

8分蒸しがずっとラクになるコツ

8分蒸しはとってもラクちんな調理法ですが、もっとラクにするためのポイントをご紹介します！

（近藤幸子）

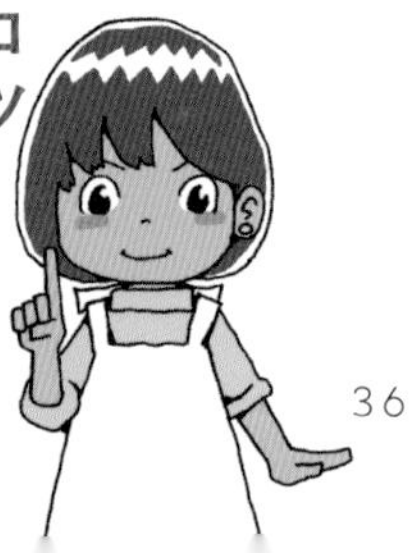

❶ 調理道具は大きめよりも小さめのものを選ぶ。（大きいボウルやまな板は洗うのもしまうのも大変なので）

❷ フライパンは25㎝前後（ふたつき）、テフロン加工のものが1つあれば大丈夫。

❸ キッチンバサミで切れるもの（肉、魚、ねぎ、アスパラ、いんげん、小松菜、にんにくの芽など）は、フライパンの上でハサミで切ってよし！（まな板を洗う手間が省けます）

小松菜の塩蒸し
＋オリーブオイル＋レモン

材料（2人分）と作り方

小松菜1束（200g）は5cm長さに切り、フライパンに入れて**塩小さじ1/3**をまぶす。**水大さじ3**を全体にふり、ふたをして中火で5分蒸す。仕上げに**オリーブオイル大さじ1/2**を回しかけ、**レモン1/6個**を添える。

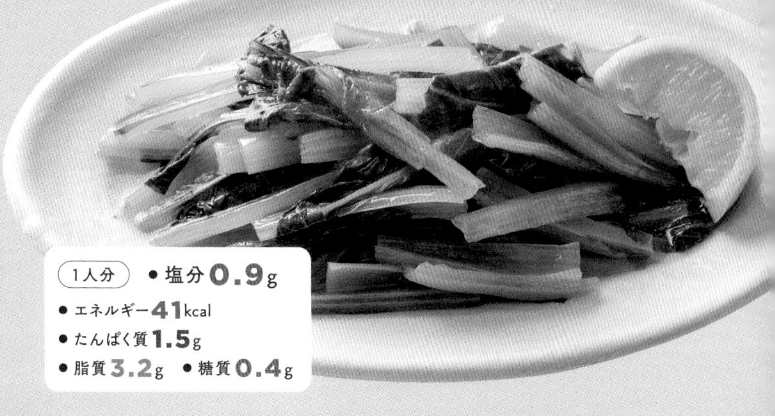

1人分 ●塩分**0.9**g
●エネルギー**41**kcal
●たんぱく質**1.5**g
●脂質**3.2**g ●糖質**0.4**g

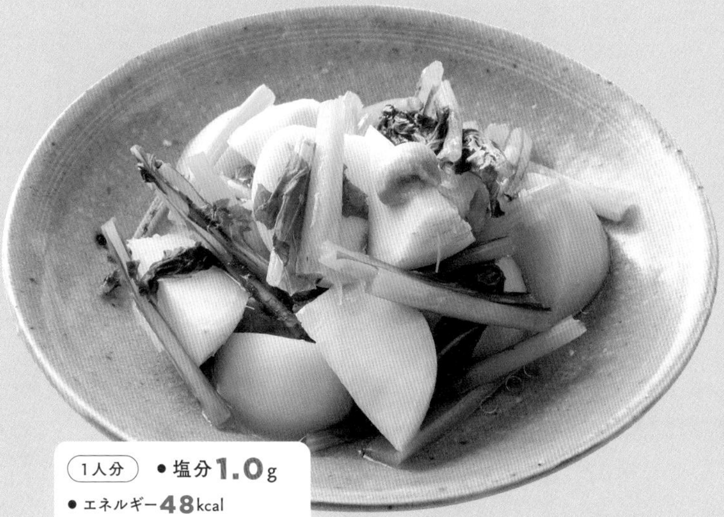

かぶの塩蒸し
＋ごま油＋わさび

材料（2人分）と作り方

かぶ（葉つき）**2個**（200g）は皮つきのままくし形切りにし、葉は5cm長さに切る。フライパンに入れて**塩小さじ1/3**をまぶし、**水大さじ3**を全体にふり、ふたをして中火で5分蒸す。仕上げに**ごま油大さじ1/2**を回しかけて器に盛り、**練りわさび小さじ1/3**を添える。

1人分 ●塩分**1.0**g
●エネルギー**48**kcal
●たんぱく質**0**g
●脂質**3.2**g ●糖質**2.3**g

❹ 食材の買い物は、ネットスーパーを活用すると効率アップ。

❺ 皮をむかなくてよい野菜、たとえば、トマト、ブロッコリー、にら、いんげんを使うと手間いらず。大根、にんじん、れんこん、かぶ、セロリも下ごしらえナシでオッケー！（多少歯応えが残ったりしますが、風味も栄養も増します）

❻ まな板を洗う手間が省けるので、薄切り肉は手でちぎってもよし。（手はよく洗って）

❼ 基本調味料（塩、しょうゆ、みそ、砂糖、酢）だけで問題なし。

❽ 中火は人によって火加減の差が生まれやすいので、最初は様子を見ながら調理する。焦げつきそうな場合は水を大さじ1～2足してもよい。水分が多く残る場合はふたを外して飛ばしても。

栄養バランスを考える

「8分蒸し」に慣れてきたら、栄養について、さらに気を配ってみましょう。

（野口法保）

厚生労働省と農林水産省が策定した「食事バランスガイド」では、「1日に何をどれくらい食べたらよいか」の目安が示されています。

コマの形をしているのは、回り続ける＝バランスを保った食生活をイメージしてのこと。上から「主食」「副菜」「主菜」「牛乳・乳製品」「果物」で、たくさん食べた方がよいものの順になっています。それぞれのグループをどれだけ食べたらよいかの目安は、表に合わせて1つ、2つ……と数えていきます。

さて、本書で紹介する「8分蒸し」は、基本的に2人分、一度の調理において、

主菜 肉（ｏｒ魚）1種類200g
＋野菜2種類200g
副菜 野菜1種類200g

となります。

これを1人当たりの1日分に換算すると、主菜は5～6つ分、副菜もやはり5～6つ分です。ちょっぴり主菜（肉や魚）が多くて、ちょっぴり副菜（野菜）が少ないといったところでしょうか。

厚労省等は、野菜を1日350g食べることを推奨しています。なかなかのハードルですが、8分蒸しはこれをクリアしています。主菜がわずかに多い点については、8分蒸し以外の方法で料理するさいに、意識して調整いただければと思います。

そのほか、ぜひ忘れないでいただきたいのが「牛乳・乳製品」「果物」です。1日のなかで牛乳1杯、みかんなどの果物2つ。8分蒸しに加えてこれらに気を付ければ、かなり理想的な食生

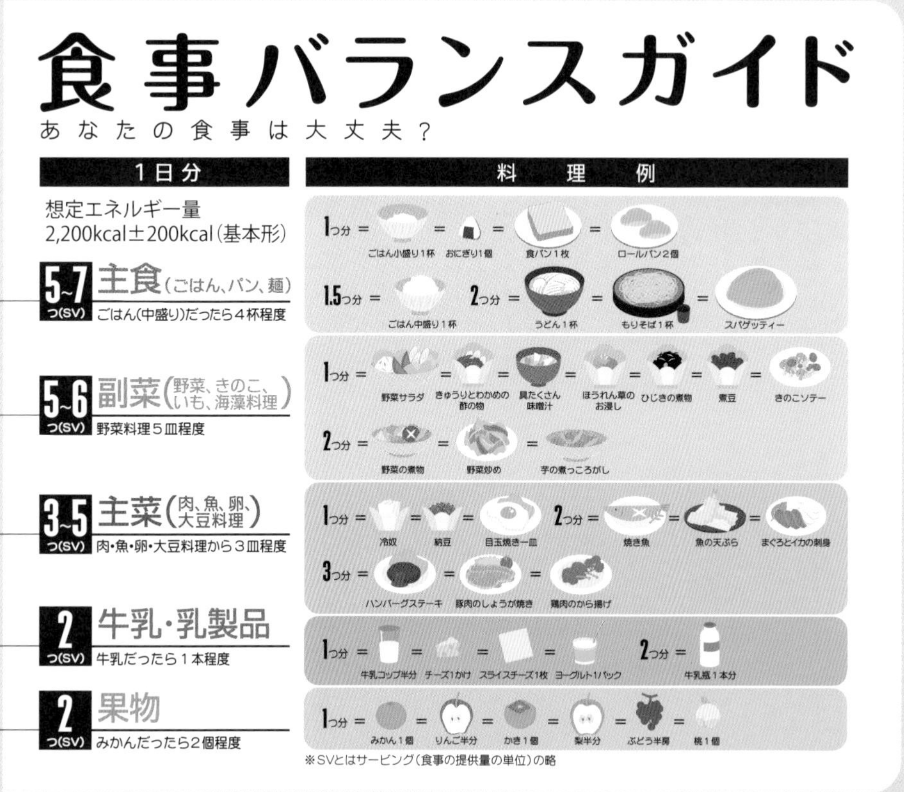

［1日に必要なエネルギーと食事量の目安］

単位：つ（SV）　※SVとはサービング＜食事の提供量＞の略称

男性	エネルギー（kcal）	主食	副菜	主菜	牛乳・乳製品	果物	女性
70歳以上・低い	1400～2000	4～5つ	5～6つ	3～4つ	2つ	2つ	70歳以上、18～69歳・低い
70歳以上・普通以上、18～69歳・低い	2200±200	5～7つ	5～6つ	3～5つ	2つ	2つ	18～69歳・普通以上
18～69歳・普通以上	2400～3000	6～8つ	6～7つ	4～6つ	2～3つ	2～3つ	

※身体活動量の見方
「低い」：1日のうち座っていることがほとんどの方
「普通以上」：「低い」に当てはまらない方

活が送れると思います。

1日に必要なエネルギーと食事量の目安

一人ひとりに必要な食事量、エネルギーや栄養の量は、もちろん個々人で異なります。上記は、厚労省が発表している目安です。1日中座りっぱなしの人・それ以外の人、女性・男性、70歳以上・70歳未満、それぞれに応じて調整してください。

「8分蒸し」に慣れるまでは、8分蒸し以外のふつうの調理法も使いながら調整すべきでしょう。わたし野口の料理経験からお話ししますが、慣れてきたら、8分蒸しのなかで調整できます。たとえば、一日中座りっぱなしの高齢者の場合、8分蒸し調理1回当たり、主菜（肉 or 魚）の量を150gほどにするとちょうどよいはずです。

主菜が肉の場合、肉の量を少し減らし、塩も同じように減らします（軽量スプーンに残します）。その分、野菜（&きのこ）を増やし、余った塩は野菜のほうにふりかけましょう。

主菜が魚の場合は、事前に魚にふる塩を少なめにし、残した塩を野菜にふりかけます。水を少なくし（大さじ4↓大さじ3）、野菜を3分蒸してから、その上に魚をのせて5分蒸します（魚が硬くならないように、蒸し時間を既定の時間より短くします）。

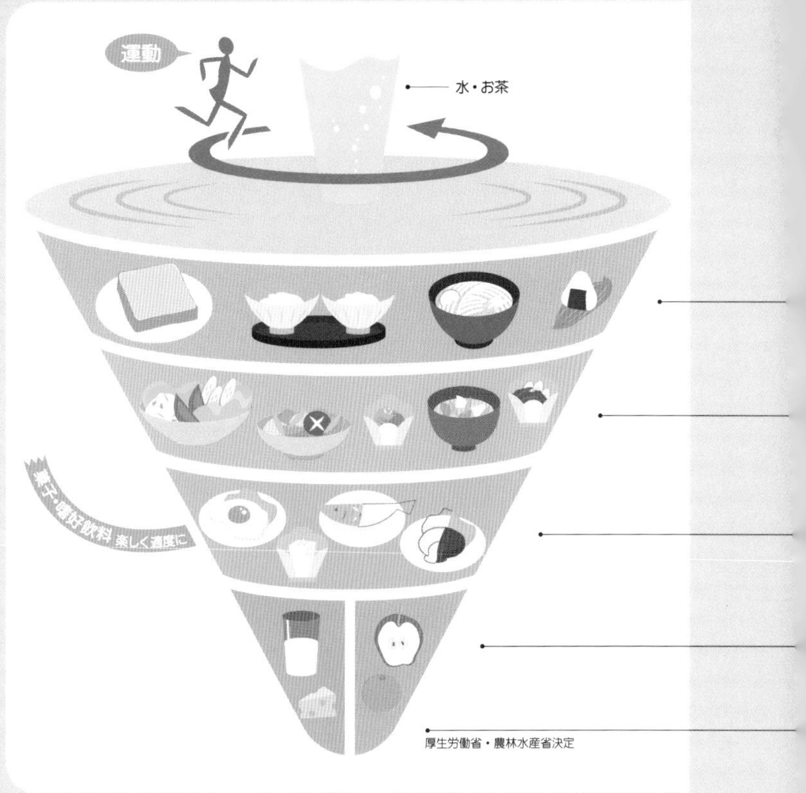

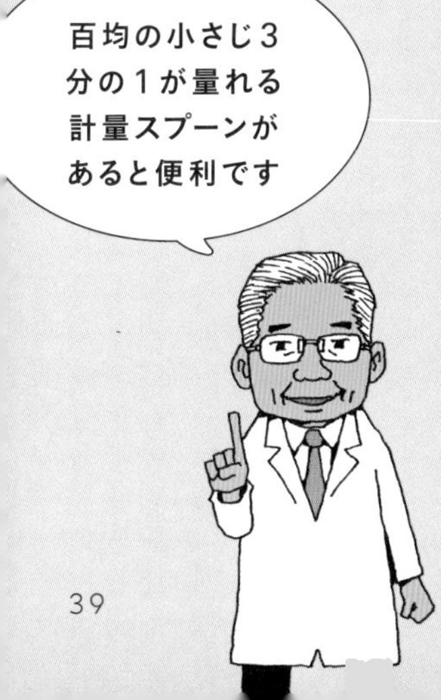

Part 2

基本のしょうゆ味レシピ

おなじみのしょうゆも、それだけで味が決まります。
簡単ながら、風味とコクのある和風おかずに。

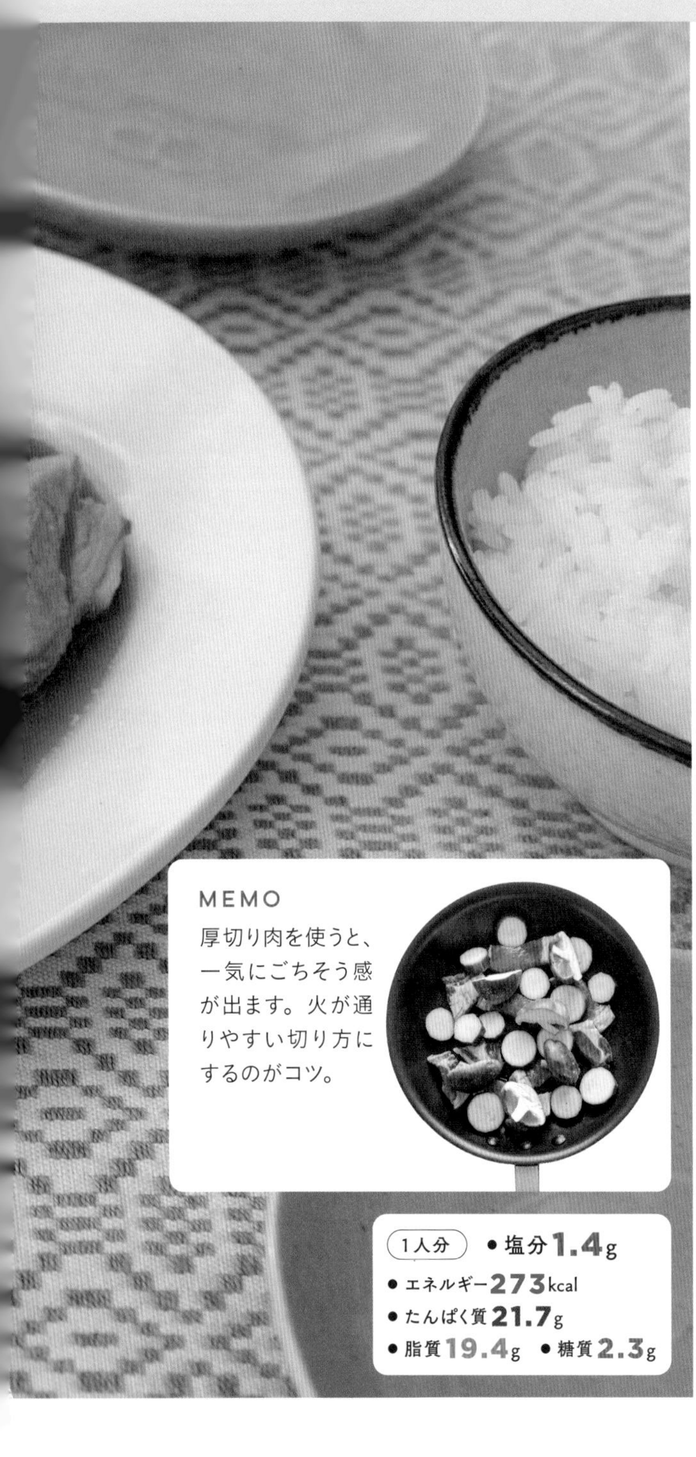

MEMO

厚切り肉を使うと、一気にごちそう感が出ます。火が通りやすい切り方にするのがコツ。

1人分 ●塩分1.4g
●エネルギー273kcal
●たんぱく質21.7g
●脂質19.4g ●糖質2.3g

材料 2人分

豚ロース肉（ポークソテー用）……2枚（200g）
〈またはカツオ……1さく（200g）〉
ズッキーニ……1本（150g）
生しいたけ……3枚（50g）
しょうゆ……大さじ1

お好みで

ごま油……小さじ1　粉山椒……適量

作り方

1 豚肉は2cm幅に切り、フライパンに入れてしょうゆをもみ込む。〈カツオは1cm厚さに切り、フライパンに入れ、しょうゆをふる。〉

2 ズッキーニは1cm厚さの輪切りにし、しいたけは石づきを取って半分に切る。

3 1のフライパンに、ズッキーニ、しいたけを順にのせ、水大さじ4を全体にふる。ふたをして中火で8分蒸す。

4 好みで最後にごま油をかける。皿に盛ったあと、好みで粉山椒をふる。

たんぱく質200g　　　野菜200g

豚ロース と ズッキーニ と しいたけ のしょうゆ蒸し

〈または カツオ〉

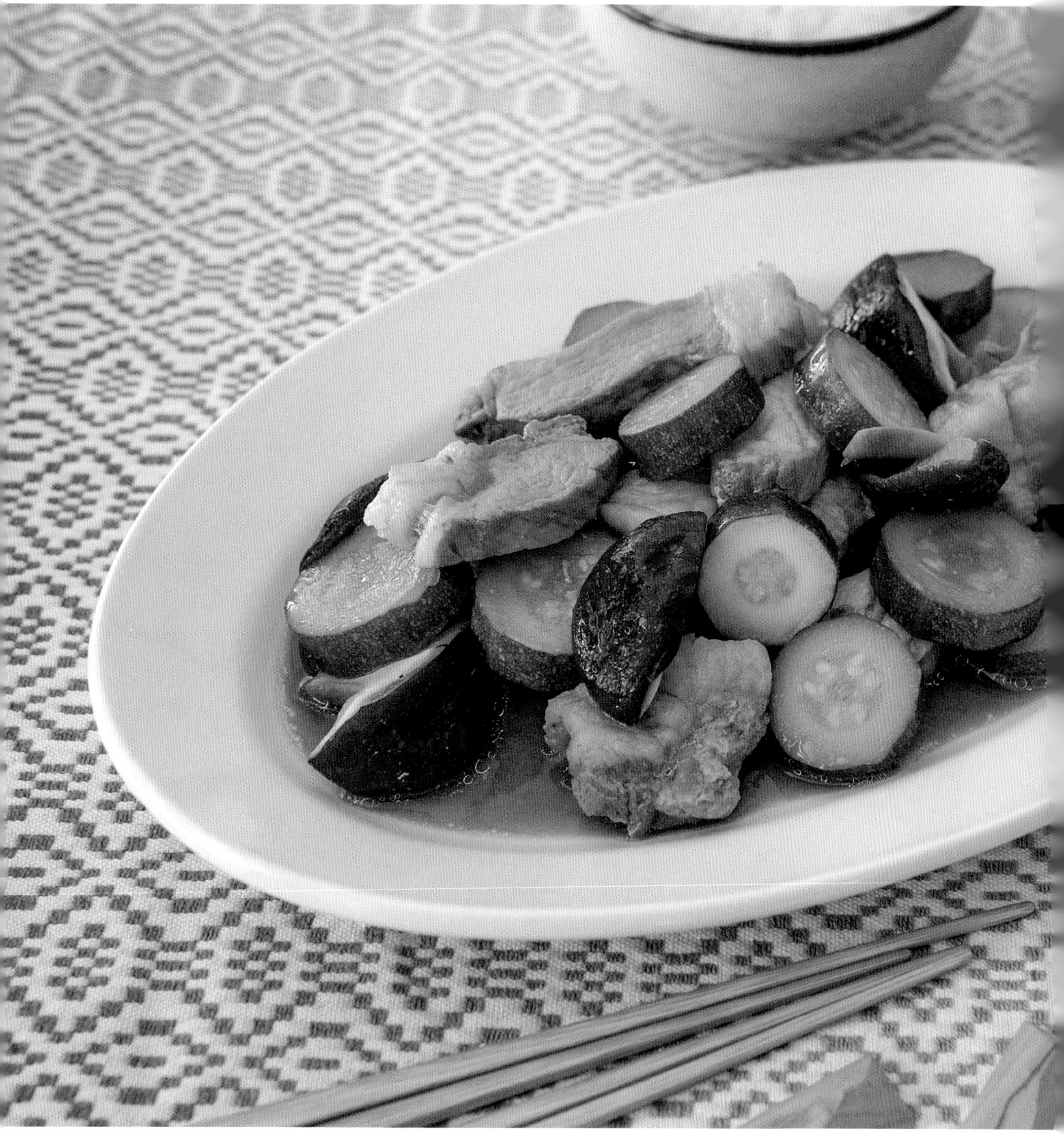

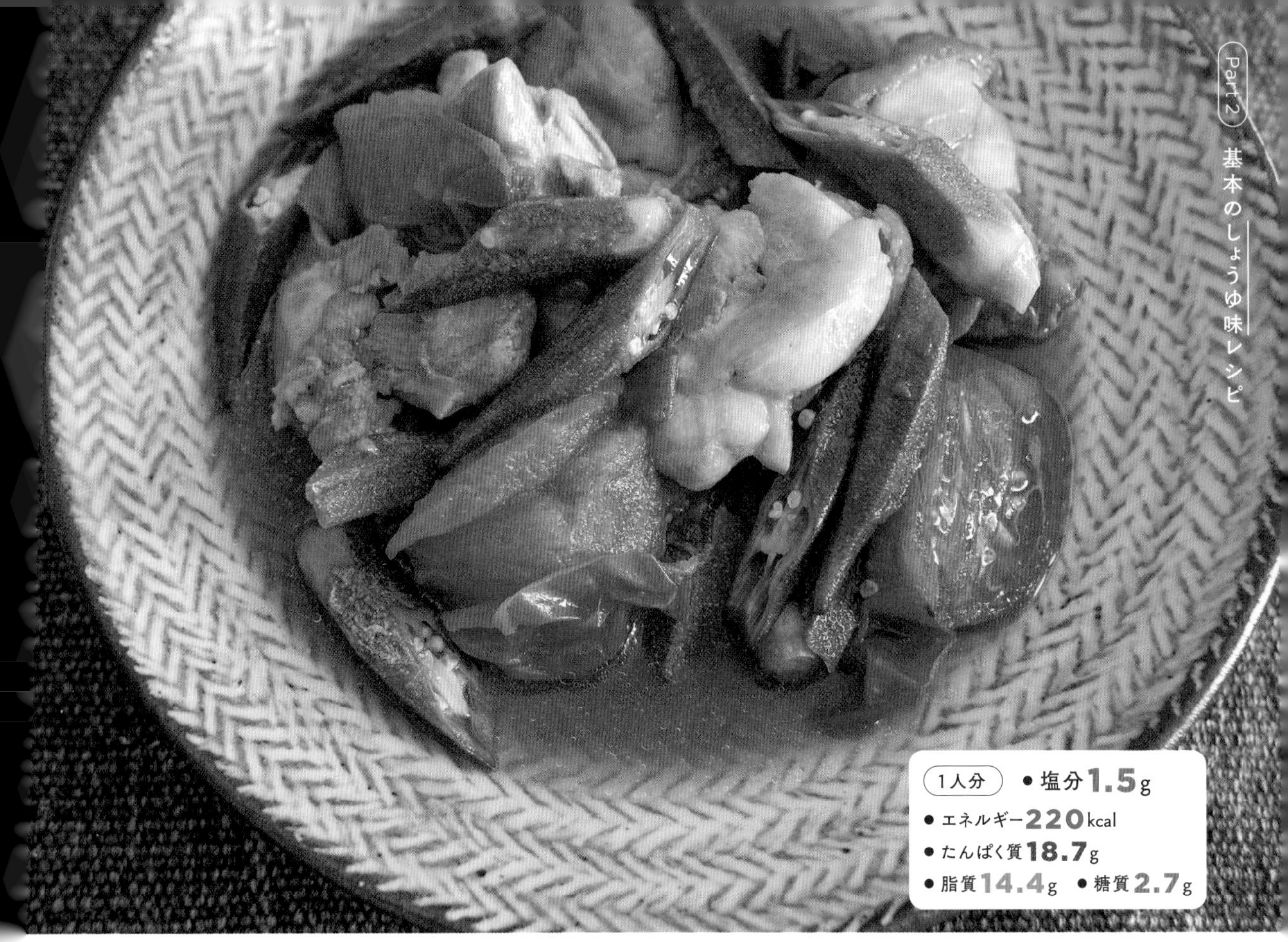

1人分 ●塩分1.5g
●エネルギー220kcal
●たんぱく質18.7g
●脂質14.4g ●糖質2.7g

たんぱく質200g　野菜200g

鶏もも と オクラ と トマト のしょうゆ蒸し

〈またはアジ〉

材料 2人分

鶏もも肉……小1枚（200g）
〈またはアジ（切り身）……2切れ（200g）〉
オクラ……1袋（100g）
トマト……1/2個（100g）
しょうゆ……大さじ1

お好みで

オリーブオイル…小さじ1　粗びき黒こしょう…適量

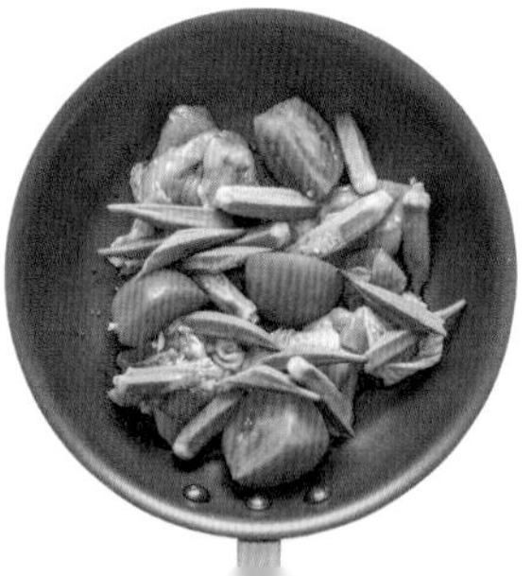

作り方

1 鶏肉は8等分に切り、フライパンに入れてしょうゆをもみ込む。
〈アジは1切れを3～4等分に切り、フライパンに入れ、しょうゆをふる。〉

2 オクラはガクをむいて斜め半分に切る。トマトは4等分のくし形切りにする。

3 1のフライパンに、オクラ、トマトを順にのせ、水大さじ4を全体にふる。ふたをして中火で8分蒸す。

4 好みで最後にオリーブオイルをかける。皿に盛ったあと、好みで粗びき黒こしょうをふる。

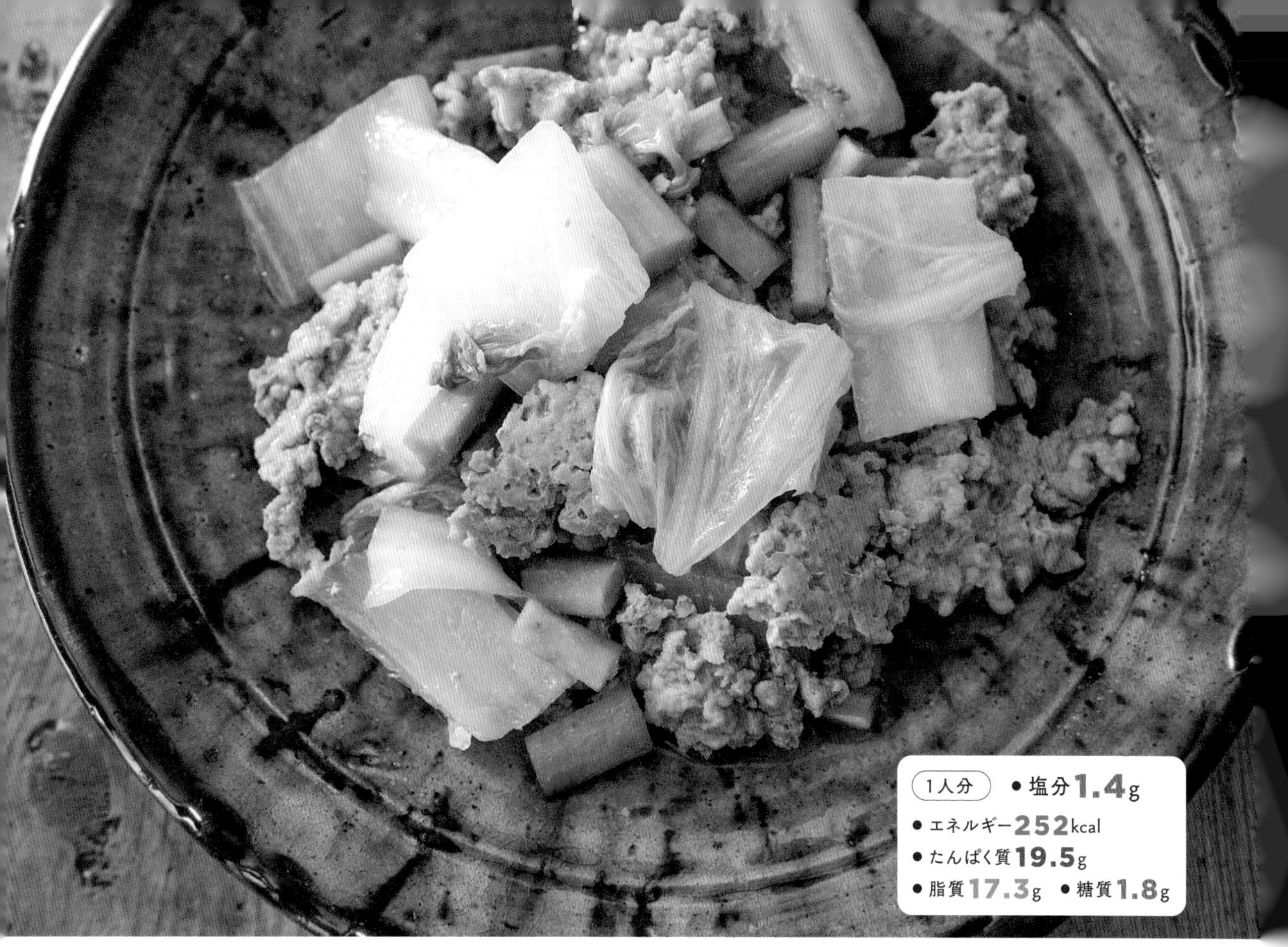

1人分
● 塩分1.4g
● エネルギー252kcal
● たんぱく質19.5g
● 脂質17.3g ● 糖質1.8g

たんぱく質200g ┌ 野菜200g ┐

豚ひき と 白菜 と ごぼう のしょうゆ蒸し

〈またはブリ〉

材料 2人分

豚ひき肉……200g
〈またはブリ（切り身）……2切れ（200g）〉
白菜（中葉）……1枚（100g）
ごぼう……1本（100g）
しょうゆ……大さじ1

お好みで

ごま油……小さじ1　おろし生姜……適量

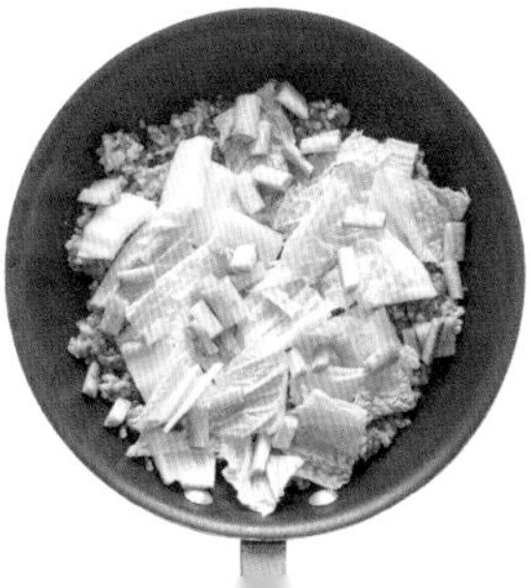

作り方

1　豚ひき肉はしょうゆをもみ込み、フライパンの底に敷き詰める。
〈ブリは1切れを3〜4等分に切り、フライパンに入れ、しょうゆをふる。〉

2　白菜は3〜4cm角に切り、ごぼうは四つ割りにして2cm長さに切る。

3　1のフライパンに、白菜、ごぼうを順にのせ、水大さじ4を全体にふる。ふたをして中火で8分蒸し、ひき肉を食べやすくほぐす。

4　好みで最後にごま油をかける。皿に盛ったあと、好みでおろし生姜を添える。

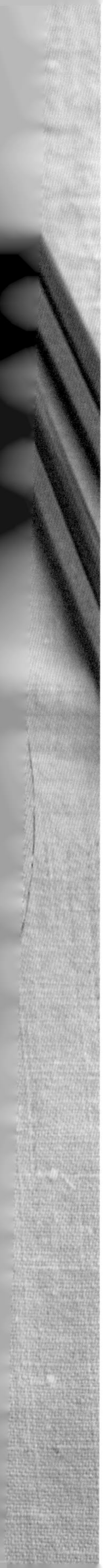

たんぱく質200g　　野菜200g

鶏むね と にんじん と 豆苗 のしょうゆ蒸し

〈または メカジキ〉

材料 2人分

鶏むね肉……小1枚(200g)

〈またはメカジキ(切り身)……2切れ(200g)〉

にんじん……小1本(100g)

豆苗……1パック(100g)

しょうゆ……大さじ1

お好みで

ごま油……小さじ1　粗びき黒こしょう……適量

作り方

1 鶏肉は1cm幅の棒状に切り、フライパンに入れてしょうゆをもみ込む。〈メカジキは1切れを3～4等分に切り、フライパンに入れ、しょうゆをふる。〉

2 にんじんは縦半分に切ってから斜め薄切りにし、豆苗は根元を切り落とす。

3 1のフライパンに、にんじん、豆苗を順にのせ、水大さじ4を全体にふる。ふたをして中火で8分蒸す。

4 好みで最後にごま油をかける。皿に盛ったあと、好みで粗びき黒こしょうをふる。

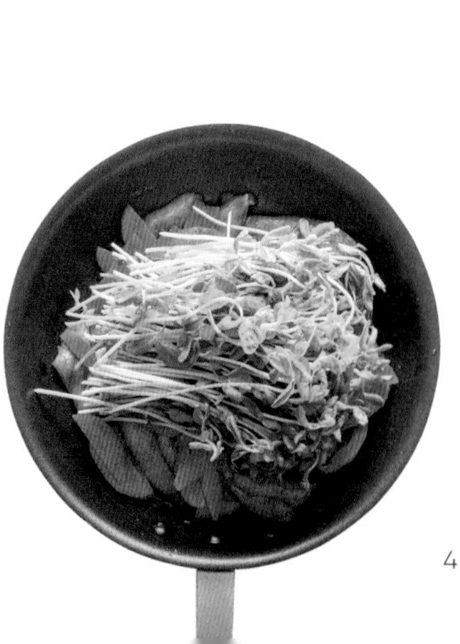

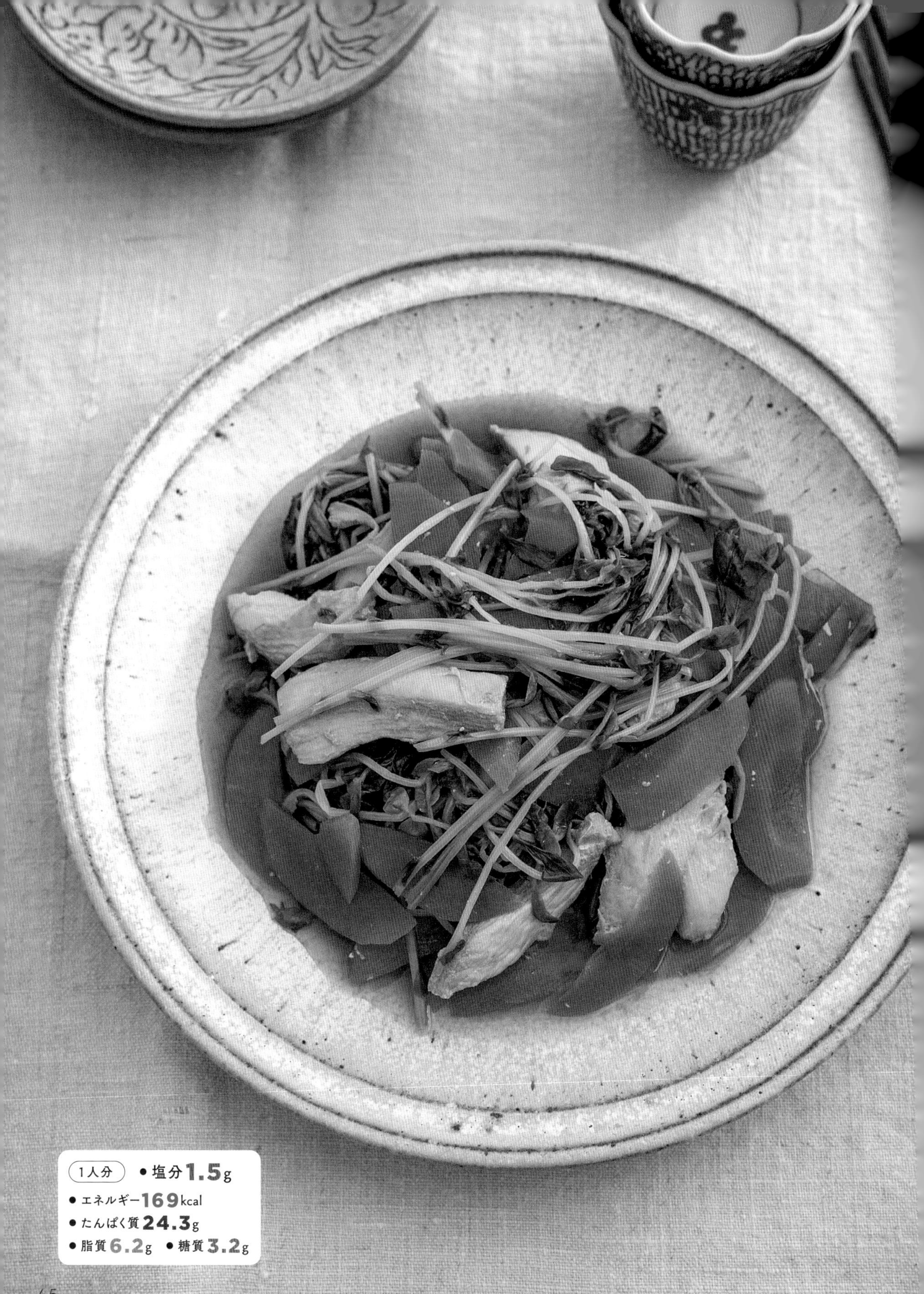

1人分 ●塩分**1.5**g
●エネルギー**169**kcal
●たんぱく質**24.3**g
●脂質**6.2**g ●糖質**3.2**g

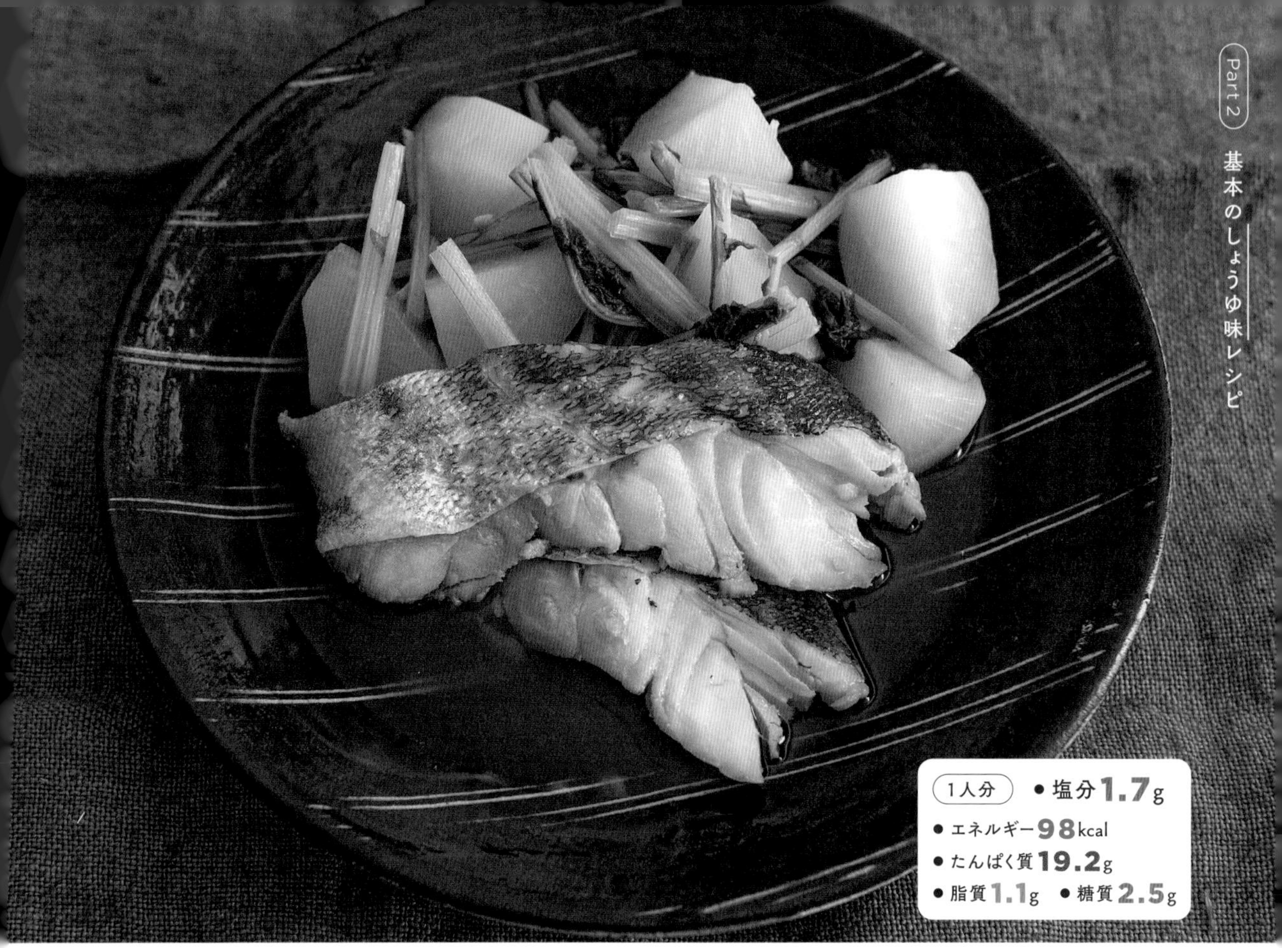

1人分 ●塩分1.7g
●エネルギー98kcal
●たんぱく質19.2g
●脂質1.1g ●糖質2.5g

たんぱく質200g　野菜200g

タラ と かぶ と かぶの葉 のしょうゆ蒸し

材料 2人分

タラ（切り身）……2切れ（200g）
かぶ（葉つき）……2個（200g）
しょうゆ……大さじ1

お好みで

ごま油……小さじ1　おろし生姜……適量

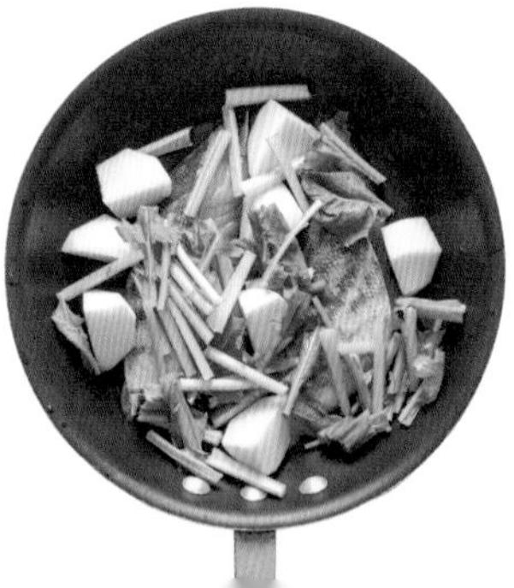

作り方

1 タラはフライパンに入れ、しょうゆをふる。

2 かぶは葉を切り落として4〜6等分に切り、かぶの葉は5cm長さに切る。

3 1のフライパンに、かぶ、かぶの葉を順にのせ、水大さじ4を全体にふる。ふたをして中火で8分蒸す。

4 好みで最後にごま油をかける。皿に盛ったあと、好みでおろし生姜を添える。

MEMO
かぶは小さく切ると、ふにゃっとして食感がよくないので、少し大きめに切ります。

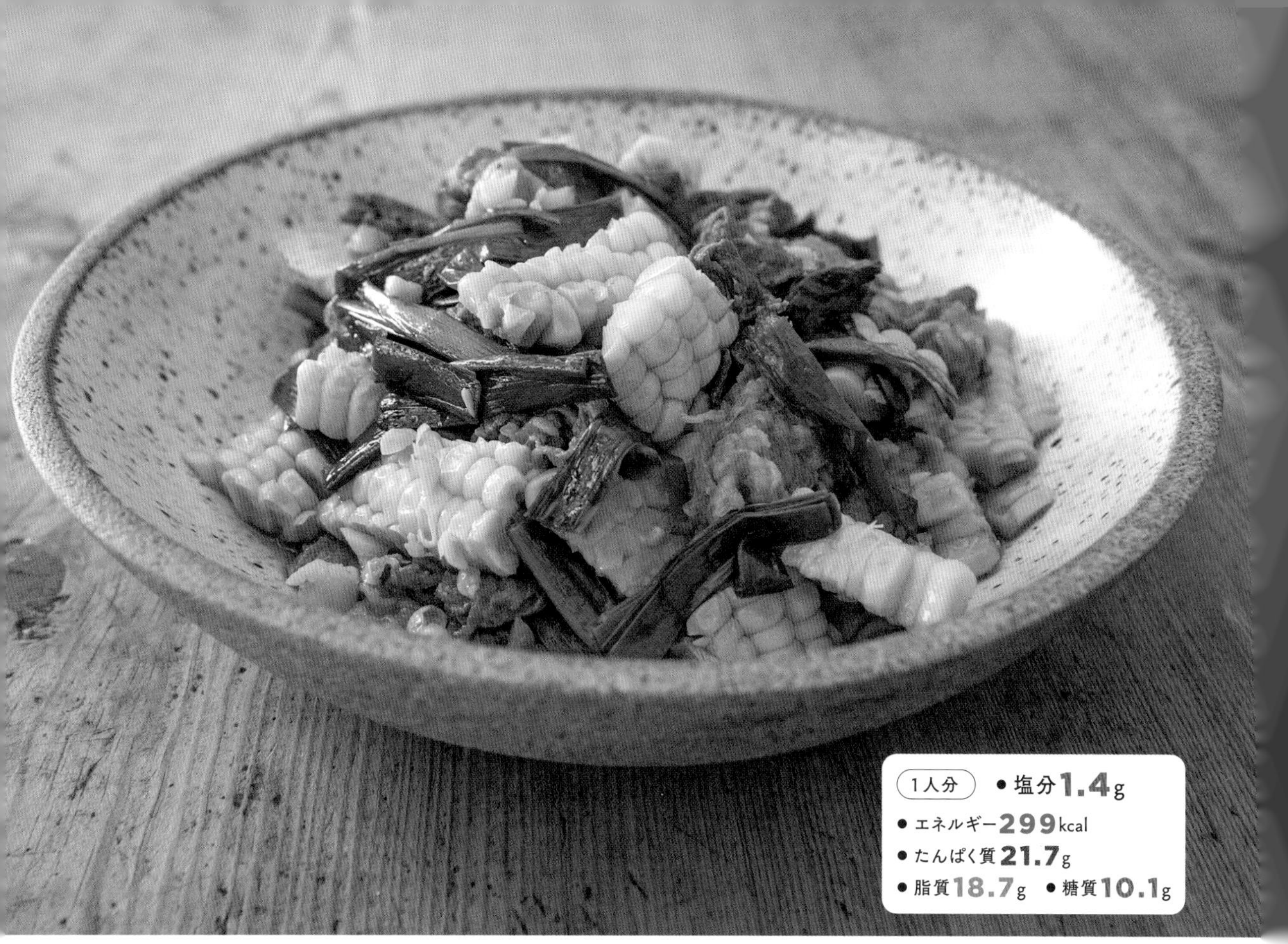

1人分 ●塩分1.4g
●エネルギー299kcal
●たんぱく質21.7g
●脂質18.7g ●糖質10.1g

たんぱく質200g　　　野菜200g

牛こま と とうもろこし と にら のしょうゆ蒸し

〈または サケ〉

材料 2人分

牛こま切れ肉……200g
〈または生ジャケ（切り身）…2切れ（200g）〉
とうもろこし……1本（正味150g）
にら……1/2束（50g）
しょうゆ……大さじ1

お好みで

オリーブオイル……小さじ1　カレー粉……適量

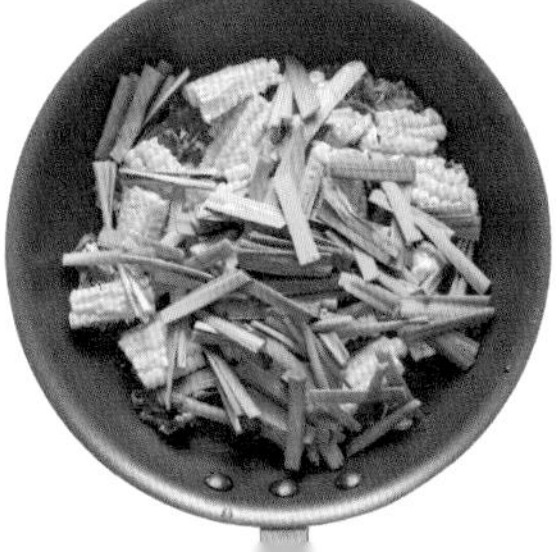

作り方

1 牛肉はフライパンに入れ、しょうゆをもみ込む。
〈サケは1切れを3〜4等分に切り、フライパンに入れ、しょうゆをふる。〉

2 とうもろこしは包丁で粒を削ぎ、にらは5cm長さに切る。

3 1のフライパンに、とうもろこし、にらを順にのせ、水大さじ4を全体にふる。ふたをして中火で8分蒸す。

4 好みで最後にオリーブオイルをかける。皿に盛ったあと、好みでカレー粉をふる。

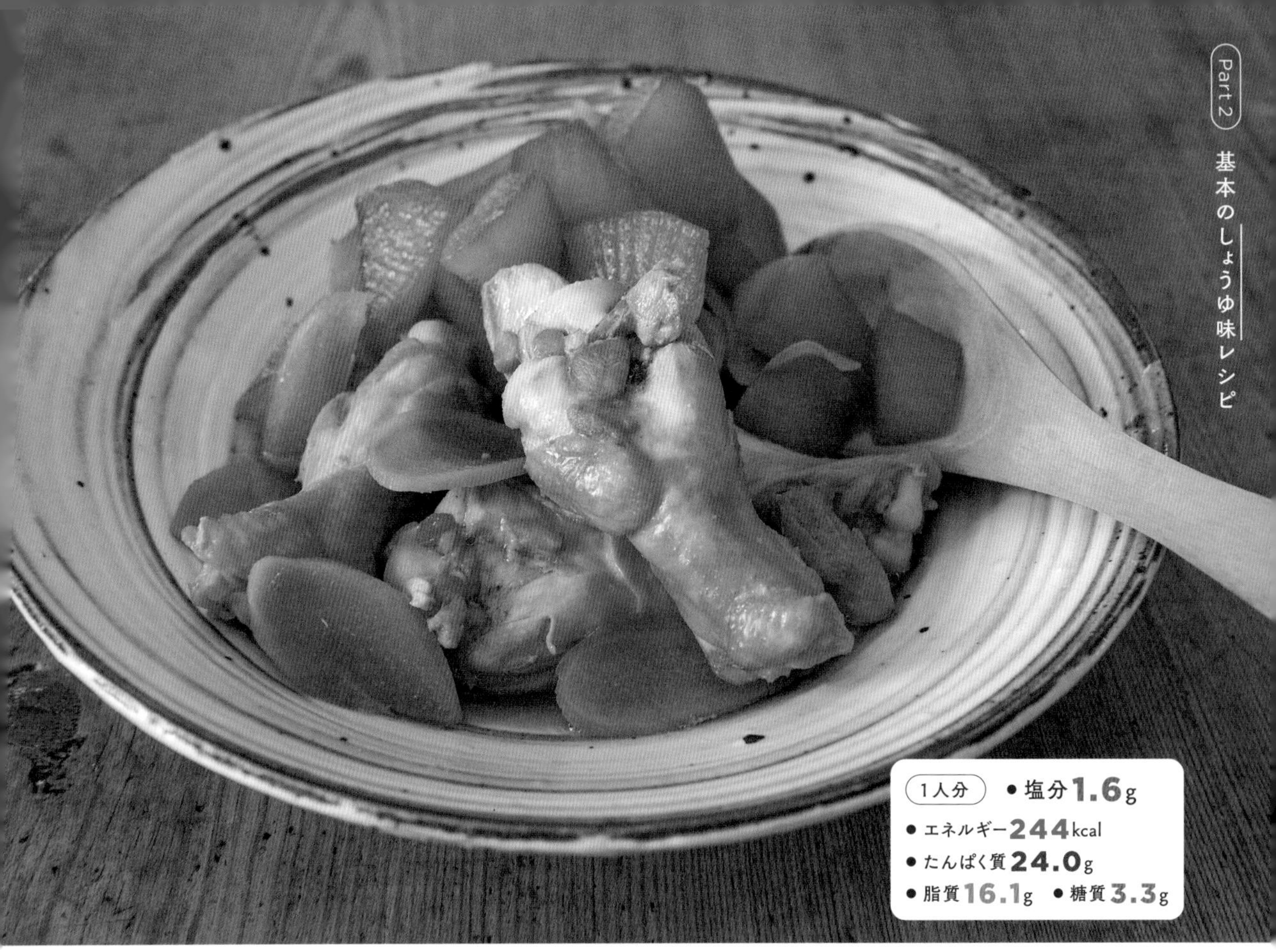

1人分 ● 塩分1.6g
● エネルギー244kcal
● たんぱく質24.0g
● 脂質16.1g ● 糖質3.3g

たんぱく質200g　　野菜約200g

鶏手羽元 と 大根 と 生姜 のしょうゆ蒸し

〈またはブリ〉

材料 2人分

鶏手羽元……4本（250g）
〈またはブリ（切り身）……2切れ（200g）〉
大根……6cm（200g）
生姜……2かけ（20g）
しょうゆ……大さじ1

お好みで
ごま油……小さじ1　七味……適量

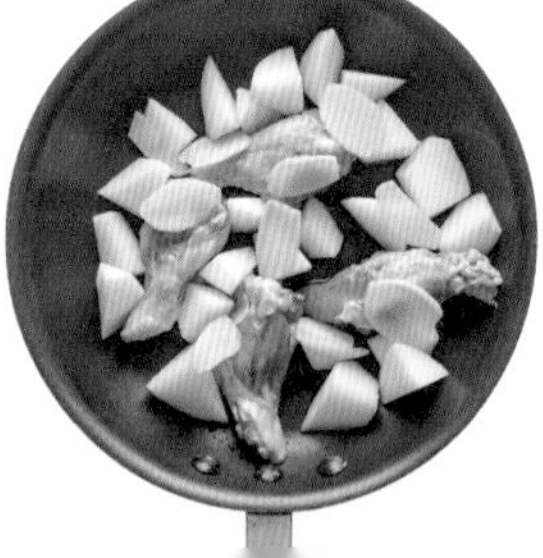

作り方

1 鶏手羽元はフライパンに入れ、しょうゆをもみ込む。〈ブリは1切れを3～4等分に切り、フライパンに入れ、しょうゆをふる。〉

2 大根は皮をむいて小さめの乱切りにし、生姜は薄切りにする。

3 1のフライパンに、大根、生姜を順にのせ、水大さじ4を全体にふる。ふたをして中火で8分蒸す。

4 好みで最後にごま油をかける。皿に盛ったあと、好みで七味をふる。

MEMO
手羽元は骨があるので、200gではなく250gに（正味約200g）。しょうゆの分量は変わりません。

野菜1つで！

副菜レシピ［しょうゆ味］

うま味たっぷりのしょうゆ味で、野菜のおいしさが倍増！
バターやマヨネーズなどと合わせれば、子どもにも食べやすい味に。

野菜200g ＋ しょうゆ小さじ2 ＋ 水 大さじ3

⇓

中火で5分蒸し

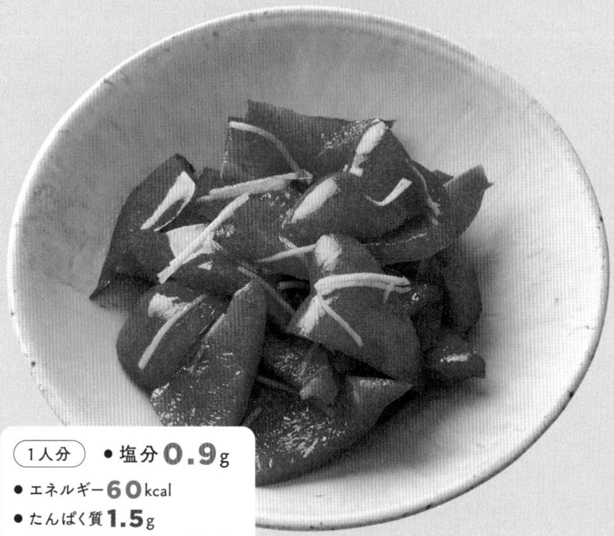

パプリカのしょうゆ蒸し＋ごま油＋生姜

1人分
- 塩分0.9g
- エネルギー60kcal
- たんぱく質1.5g
- 脂質3.2g
- 糖質5.5g

材料（2人分）と作り方

パプリカ（赤）大1個（200g）はへたと種を取って乱切りにし、フライパンに入れて**しょうゆ小さじ2**をふる。**水大さじ3**を全体にふり、ふたをして中火で5分蒸す。仕上げに**ごま油大さじ1/2**を回しかけ、**生姜（せん切り）1かけ分**を散らす。

アスパラのしょうゆ蒸し＋オリーブオイル＋アーモンド

材料（2人分）と作り方

グリーンアスパラガス約8本（200g）は根元を2cmほど切り落とし、下半分くらいの皮をむき、長さを半分に切る。フライパンに入れて**しょうゆ小さじ2**と**水大さじ3**を全体にふり、ふたをして中火で5分蒸す。仕上げに**オリーブオイル大さじ1/2**を回しかけ、器に盛って**ローストアーモンド（無塩、粗く刻む）5個分**を散らす。

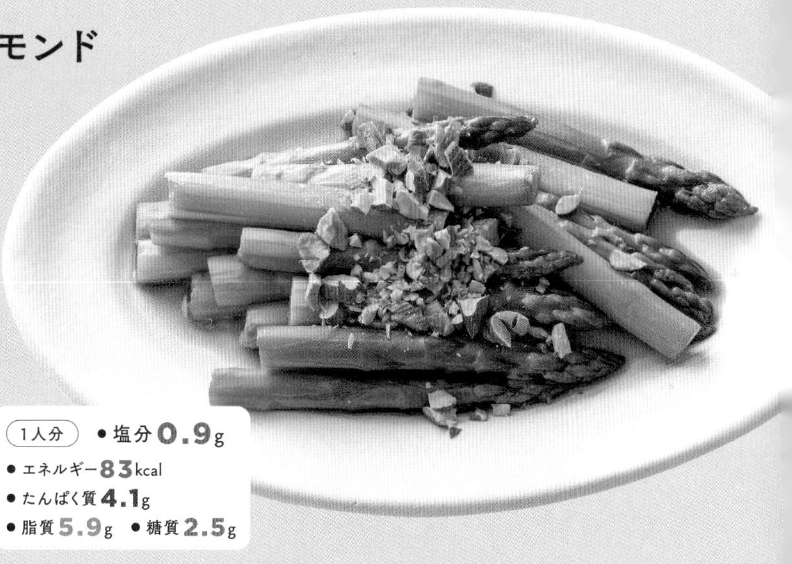

1人分
- 塩分0.9g
- エネルギー83kcal
- たんぱく質4.1g
- 脂質5.9g
- 糖質2.5g

白菜のしょうゆ蒸し
＋バター＋ゆかり

材料（2人分）と作り方

白菜（中葉）**2枚**（200g）は繊維に沿って、1cm幅、5cm長さに切る。フライパンに入れて**しょうゆ小さじ2**と**水大さじ3**を全体にふり、ふたをして中火で5分蒸す。仕上げに**バター10g**を加え、**ゆかり小さじ1/4**をふる。

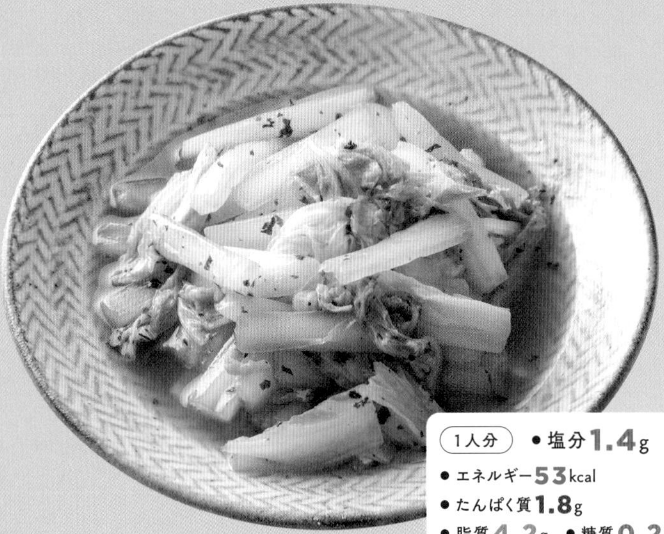

1人分 ●塩分1.4g
●エネルギー53kcal
●たんぱく質1.8g
●脂質4.2g ●糖質0.2g

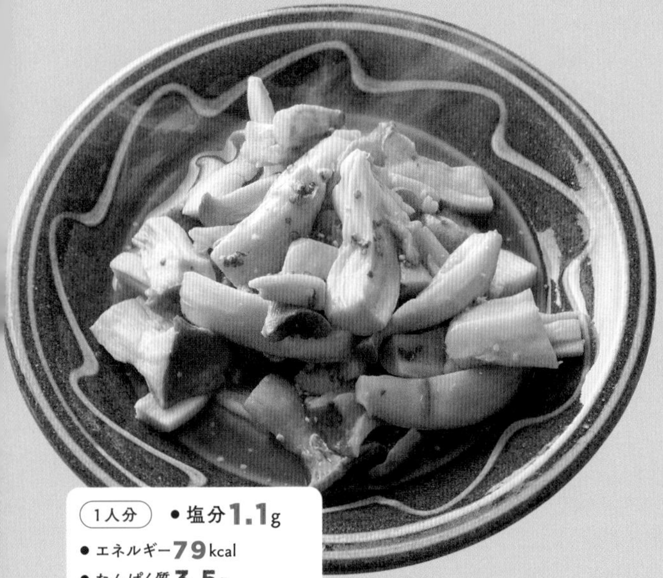

1人分 ●塩分1.1g
●エネルギー79kcal
●たんぱく質3.5g
●脂質5.0g ●糖質3.3g

きのこのしょうゆ蒸し
＋バター＋粒マスタード

材料（2人分）と作り方

エリンギ2パック（200g）は長さを半分に切って手で食べやすくさき、フライパンに入れて**しょうゆ小さじ2**をふる。**水大さじ3**を全体にふり、ふたをして中火で5分蒸す。仕上げに**バター10g**と**粒マスタード大さじ1/2**を加えて混ぜる。

1人分 ●塩分1.0g
●エネルギー41kcal
●たんぱく質2.3g
●脂質2.4g ●糖質1.4g

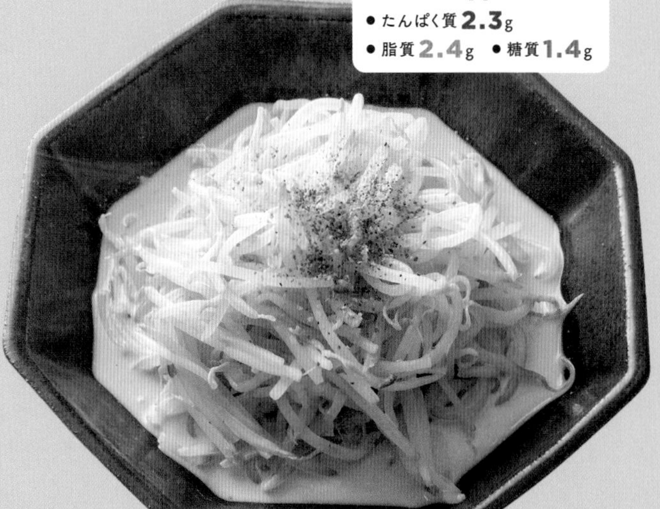

もやしのしょうゆ蒸し
＋マヨネーズ＋粉山椒

材料（2人分）と作り方

もやし1袋（200g）はフライパンに入れて**しょうゆ小さじ2**をふる。**水大さじ3**を全体にふり、ふたをして中火で5分蒸す。仕上げに**マヨネーズ大さじ1**を加えて混ぜ、器に盛って**粉山椒小さじ1/3**をふる。

三大栄養素の理想的割合

たんぱく質、脂質、炭水化物、
これら「三大栄養素」の摂取バランスも考えましょう。

（野口法保）

【たんぱく質】
アミノ酸がつながったもの。骨や筋肉、臓器をつくる

【脂質】
神経組織、細胞膜、ホルモンなどをつくる

【炭水化物（糖質）】
糖がつながったもので、消化吸収されてすぐに脳や身体のエネルギーとなる

「日本人の食事摂取基準（2020年版）」では、生活習慣病の発症とその重症化予防を目的として、エネルギーのもとになる栄養素をバランスよく摂取することが推奨されています。左の表がその目標値です。これを見ると、だいたいの患者さんが「**炭水化物が思っていたより多い！**」と驚かれます。

［エネルギー産生栄養素バランス］単位:%

	炭水化物	たんぱく質	脂質
18～49歳	50～65	13～20	20～30
50～64歳	50～65	14～20	20～30
65歳以上	50～65	15～20	20～30

日本人の食事摂取基準（2020年版）

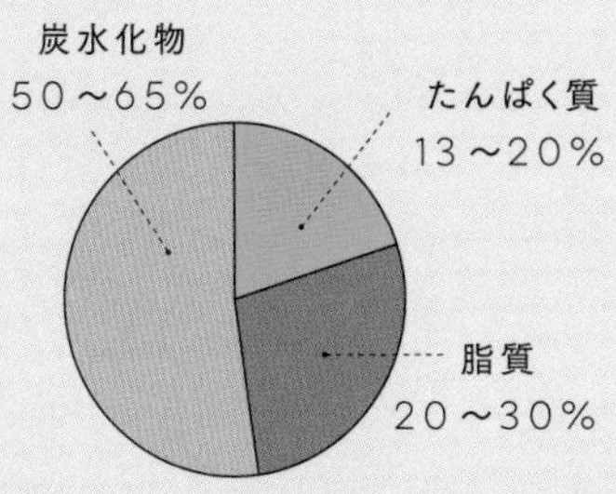

脂質の質を考える

（野口法保）

日本動脈硬化学会は脂質のうち「飽和脂肪酸」の摂取量を減らし、「不飽和脂肪酸」の摂取量を増やすことを推奨しています。「飽和脂肪酸」とは、ずばり肉の油。「不飽和脂肪酸」は、魚の油、そして大豆やオリーブオイルなど植物からとれる油です。

「不飽和脂肪酸」

◎「一価不飽和脂肪酸」オレイン酸が代表。オリーブオイルやなたね油（キャノーラ油）に多く含まれる

◎「多価不飽和脂肪酸」

・「n-3系多価不飽和脂肪酸」　α-リノレン酸、エイコサペンタエン酸（EPA）やドコサヘキサエン酸（DHA）など。α-リノレン酸はアマニ油など、EPA、DHAはサバやイワシなどの青魚に多く含まれる

・「n-6系多価不飽和脂肪酸」　リノール酸。大豆油、コーン油、ごま油など

同学会では、さまざまな推奨事項を下記の様にまとめています。

基本的には伝統的な日本食を意識しましょう。肉の脂身や動物脂（牛脂、ラード、バター）を控え、大豆、魚、野菜、海藻、きのこ、果物、未精製穀類を取り合わせて食べましょう。加えて、減塩にも注意しましょう。減塩を心がけた日本食パターンの食事は動脈硬化の予防に推奨されています。加えて過食、アルコールの過剰摂取、マーガリン、ショートニング、これらを用いた揚げ物、菓子に含まれるトランス脂肪酸を控え、適正な体重の維持を心がけましょう。

本書では調理の簡便さを優先して、肉を基本に調理法を紹介していますが、慣れてきたら、ぜひ魚にも挑戦してください。

Part 3

基本のみそ味レシピ

みその風味と素材の味が溶け合うことで、調味料1つとは思えない深い味が生まれます。全体に味が回りやすいよう、みそは水で溶くのがポイント。

たんぱく質200g　野菜200g

豚肩ロース と れんこん と 春菊 のみそ蒸し

〈またはブリ〉

材料 2人分

豚肩ロース肉（ポークソテー用）……2枚（200g）

〈またはブリ（切り身）……2切れ（200g）〉

れんこん……150g

春菊……小1/2袋（50g）

みそ……大さじ1

お好みで

ごま油……小さじ1　おろし生姜……適量

作り方

1 みそは水大さじ1で溶く。豚肉は約3cm角の6等分に切ってフライパンに入れ、みそをもみ込む。
〈ブリは1切れを3〜4等分に切り、フライパンに入れ、水大さじ1で溶いたみそを塗る。〉

2 れんこんは皮つきのまま小さめの乱切りにし、春菊は5cm長さに切る。

3 1のフライパンに、れんこん、春菊を順にのせ、水大さじ3を全体にふる。ふたをして中火で8分蒸す。

4 好みで最後にごま油をかける。皿に盛り、好みでおろし生姜を添える。

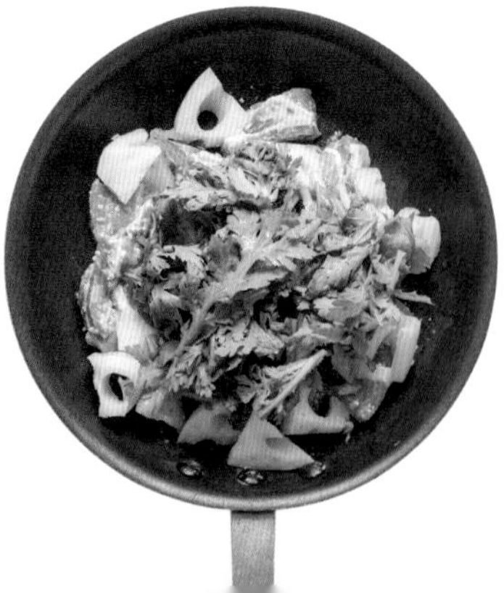

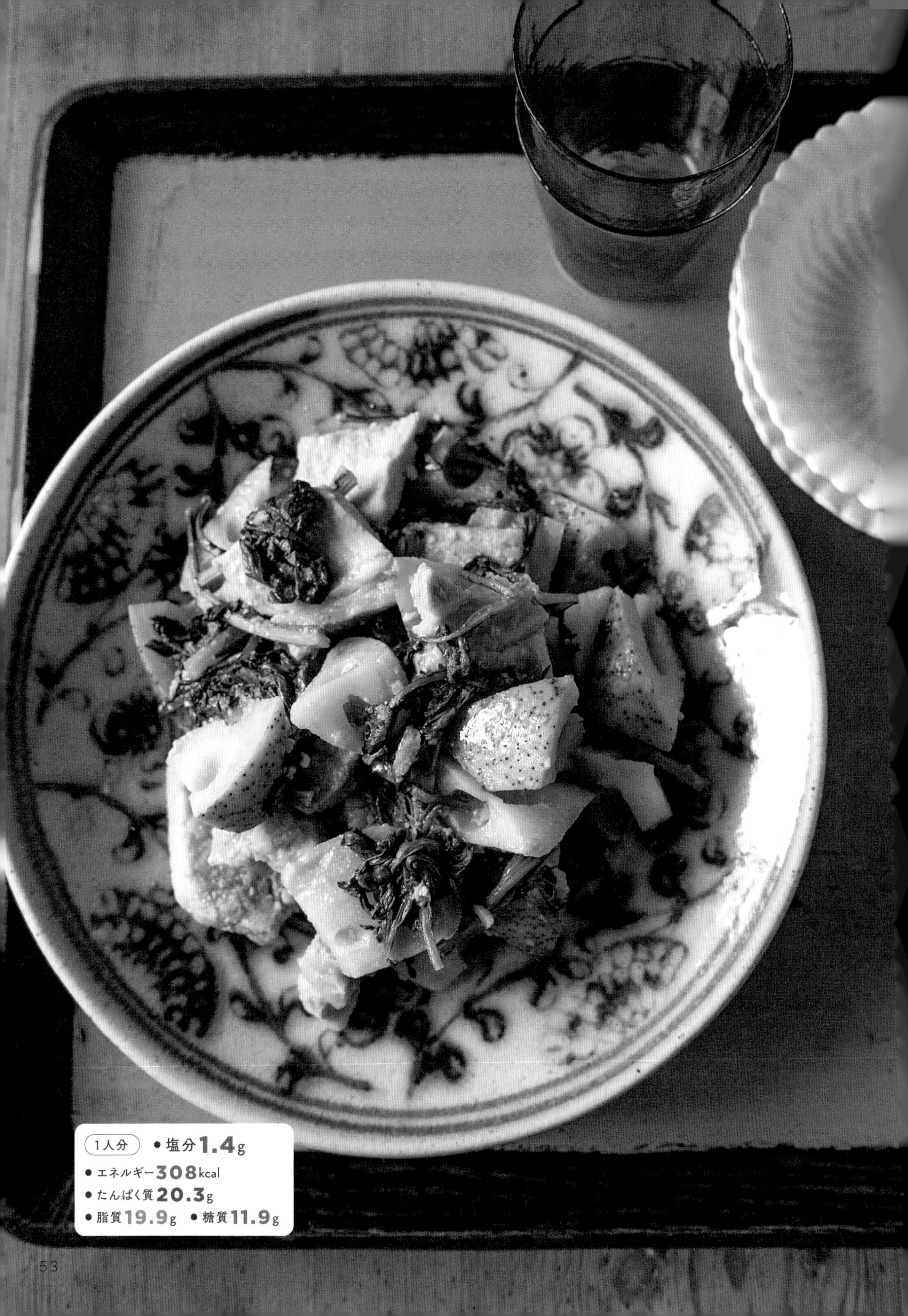

1人分 ●塩分**1.4**g
●エネルギー**308**kcal
●たんぱく質**20.3**g
●脂質**19.9**g ●糖質**11.9**g

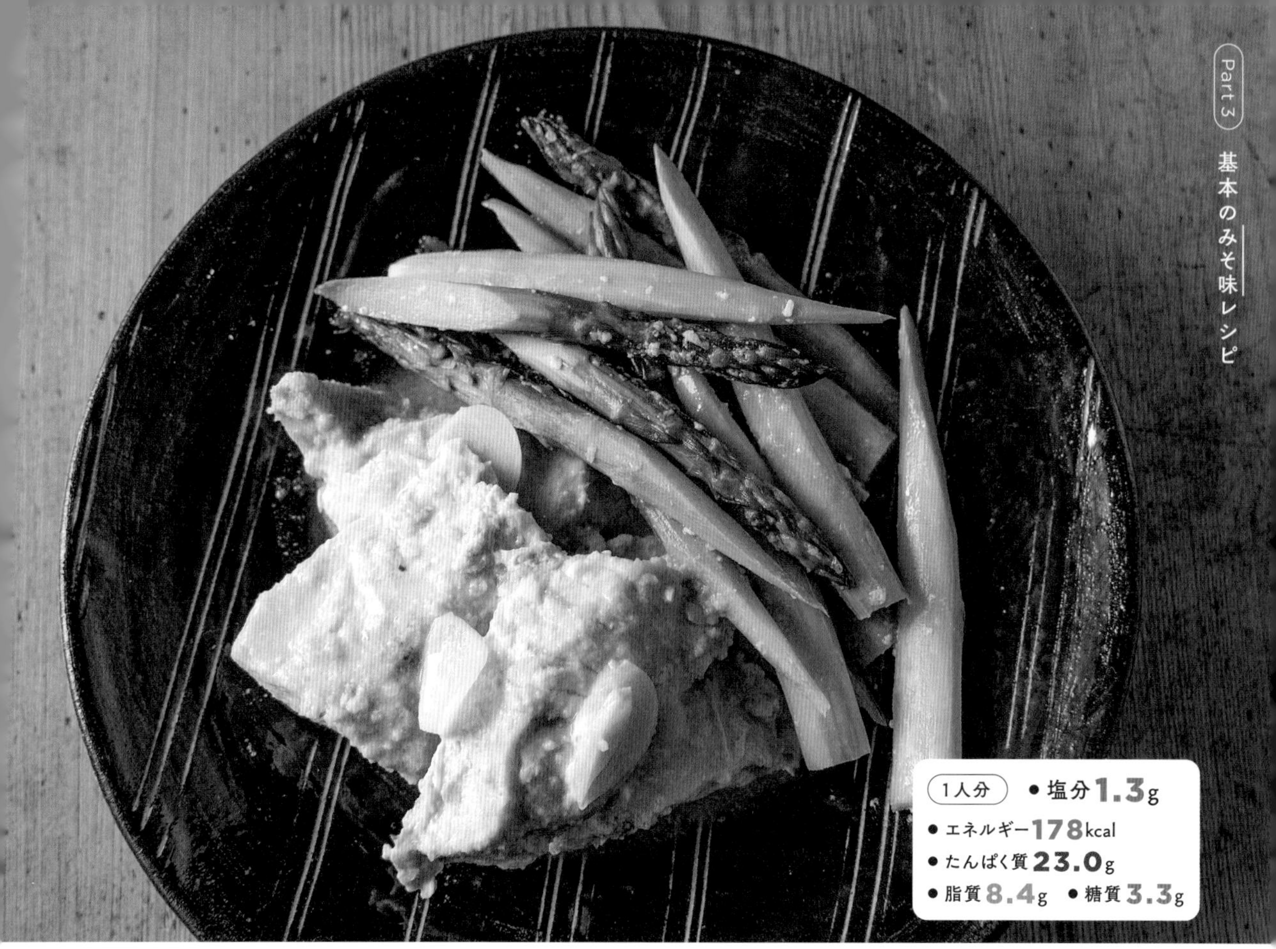

1人分 ●塩分1.3g
●エネルギー178kcal
●たんぱく質23.0g
●脂質8.4g ●糖質3.3g

たんぱく質200g　　野菜約200g

カジキ と アスパラ と にんにく のみそ蒸し

材料 2人分

カジキ（切り身）……2切れ（200g）
グリーンアスパラガス……約8本（200g）
にんにく……1かけ
みそ……大さじ1

お好みで

オリーブオイル……小さじ1　カレー粉……適量

作り方

1 みそは水大さじ1で溶く。カジキは1切れを半分に切ってフライパンに入れ、みそを塗る。

2 アスパラは根元を2㎝ほど切り落とし、下半分くらいの皮をむき、斜め半分に切る。にんにくは薄切りにする。

3 1のフライパンにアスパラを入れて、にんにくをカジキの上にのせ、水大さじ3を全体にふる。ふたをして中火で8分蒸す。

4 好みで最後にオリーブオイルをかける。皿に盛ったあと、好みでカレー粉をふる。

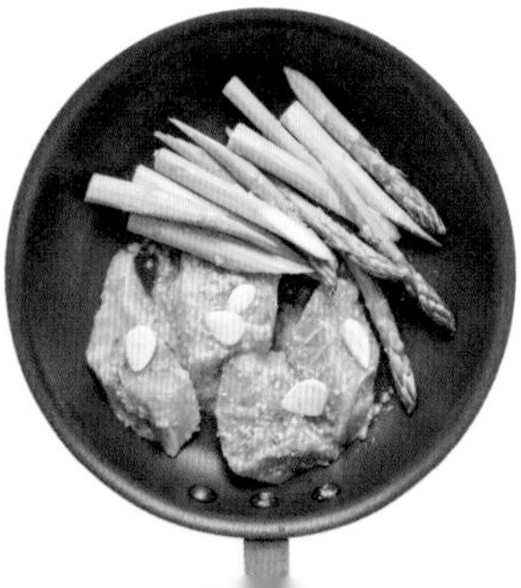

MEMO

にんにくは香りが強いので、1かけで十分。
その分、アスパラの量を多くします。

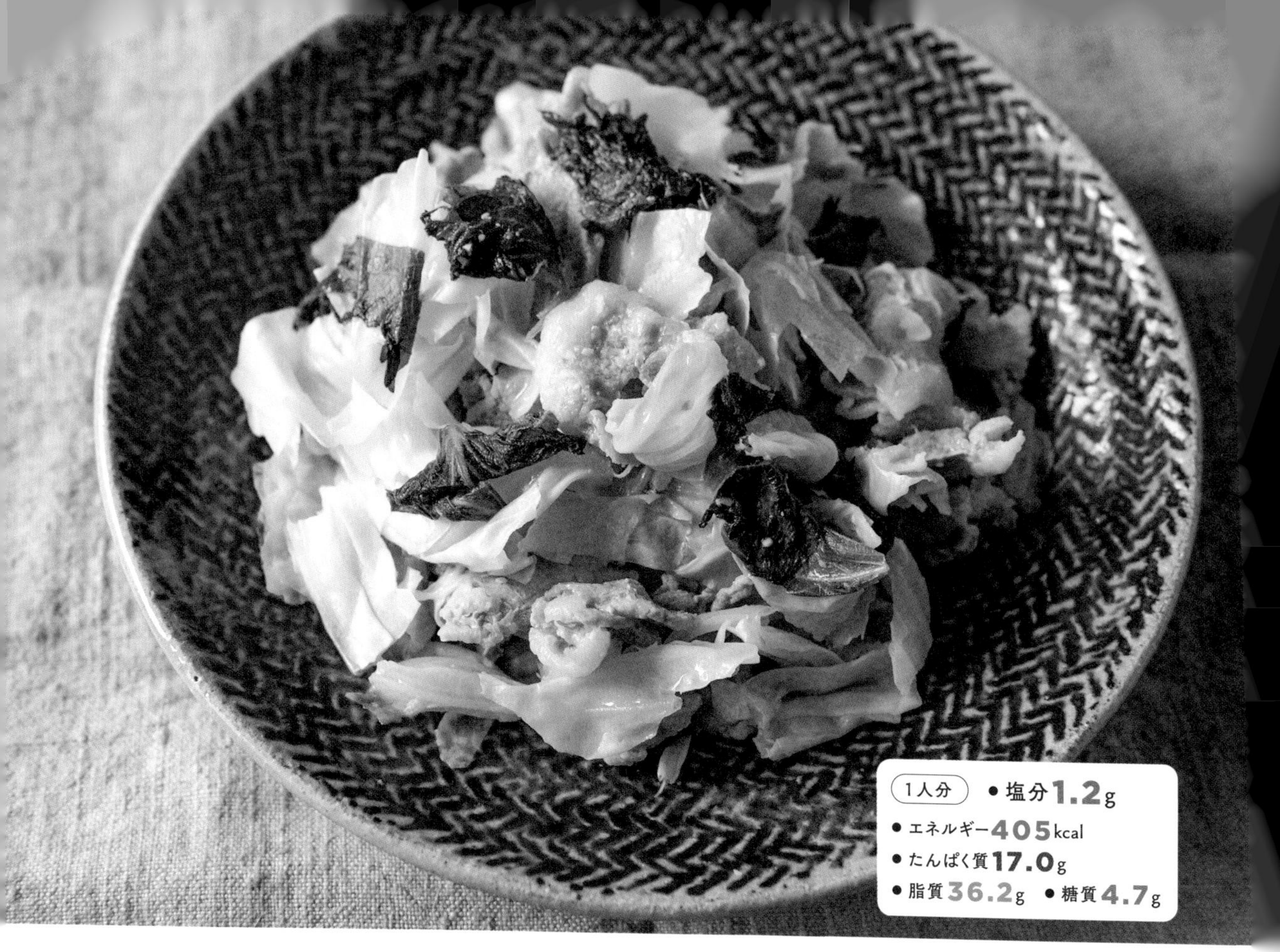

たんぱく質200g　┌野菜約200g┐

豚バラ と キャベツ と 青じそ のみそ蒸し

〈またはタイ〉

材料 2人分

豚バラ薄切り肉……200g
〈またはタイ（切り身）……2切れ（200g）〉
キャベツ……1/6個（200g）
青じそ……10枚
みそ……大さじ1

お好みで

オリーブオイル……小さじ1　おろし生姜……適量

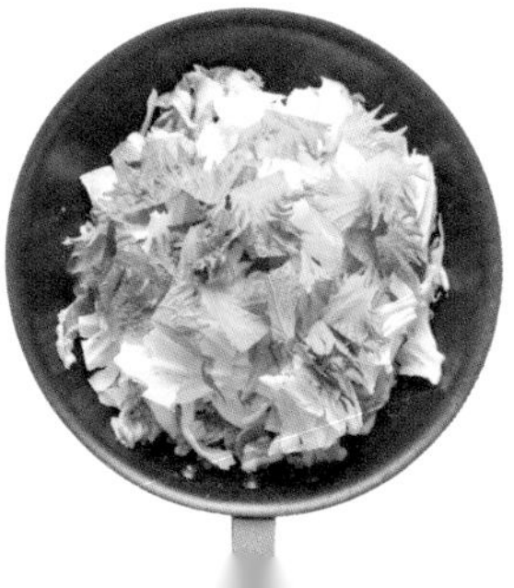

作り方

1　みそは水大さじ1で溶く。豚肉は5cm幅に切ってフライパンに入れ、みそをもみ込む。〈タイは1切れを3～4等分に切り、フライパンに入れ、水大さじ1で溶いたみそを塗る。〉

2　キャベツは大きめのひと口大に手でちぎる。青じそは4等分に切る。

3　1のフライパンに、キャベツ、青じそを順にのせ、水大さじ3を全体にふる。ふたをして中火で8分蒸す。

4　好みで最後にオリーブオイルをかける。皿に盛ったあと、好みでおろし生姜を添える。

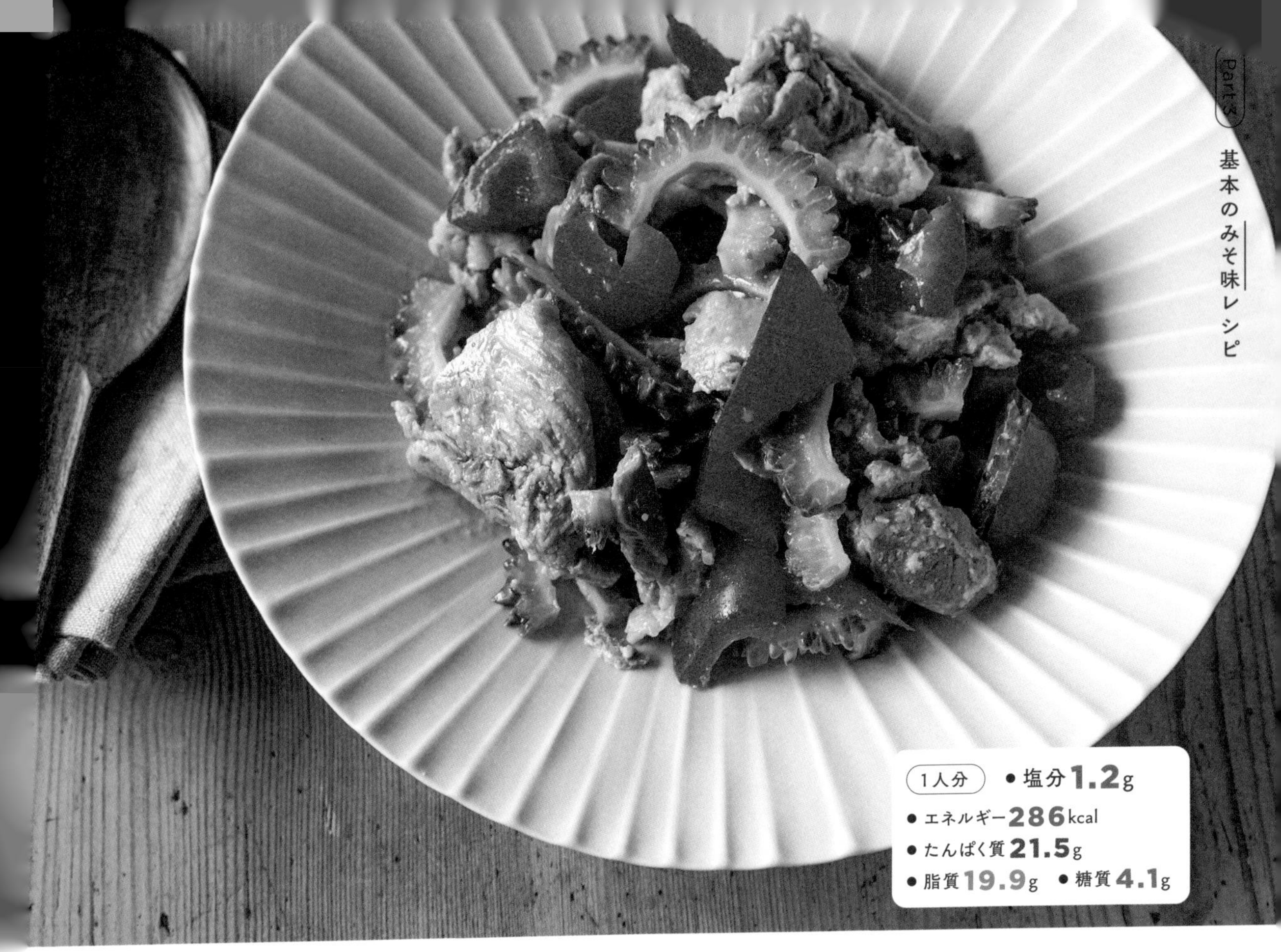

たんぱく質200g　　野菜200g

豚こま と パプリカ と ゴーヤー のみそ蒸し

〈または カツオ〉

材料 2人分

豚こま切れ肉……200g
〈またはカツオ……1さく（200g）〉
パプリカ（赤）……大1/2個（100g）
ゴーヤー……1/2本（正味100g）
みそ……大さじ1

お好みで

ごま油……小さじ1　粗びき黒こしょう……適量

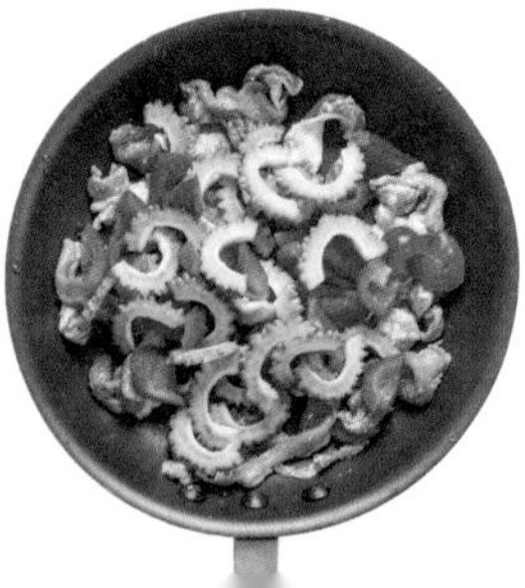

作り方

1　みそは水大さじ1で溶く。豚肉はフライパンに入れ、みそをもみ込む。〈カツオは1cm厚さに切り、フライパンに入れ、水大さじ1で溶いたみそを塗る。〉

2　パプリカはへたと種を取って小さめの乱切りにし、ゴーヤーは種とワタを取って5mm幅に切る。

3　1のフライパンに、パプリカ、ゴーヤーを順にのせ、水大さじ3を全体にふる。ふたをして中火で8分蒸す。

4　好みで最後にごま油をかける。皿に盛ったあと、好みで粗びき黒こしょうをふる。

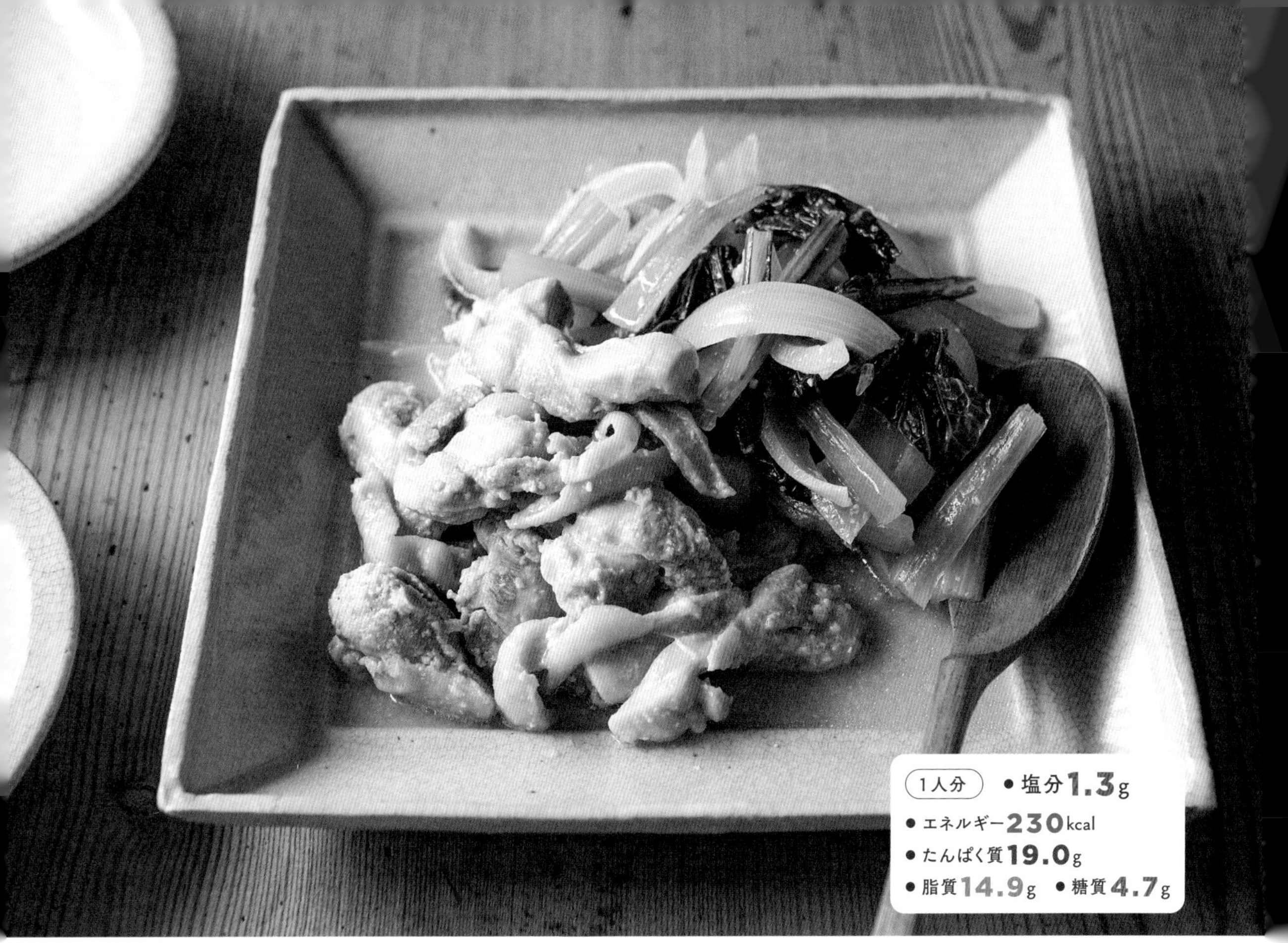

たんぱく質200g　野菜200g

鶏もも と 玉ねぎ と 小松菜 のみそ蒸し

〈またはタラ〉

材料 2人分

鶏もも肉……小1枚（200g）
〈またはタラ（切り身）……2切れ（200g）〉
玉ねぎ……1/2個（100g）
小松菜……1/2束（100g）
みそ……大さじ1

お好みで
オリーブオイル……小さじ1　粉山椒……適量

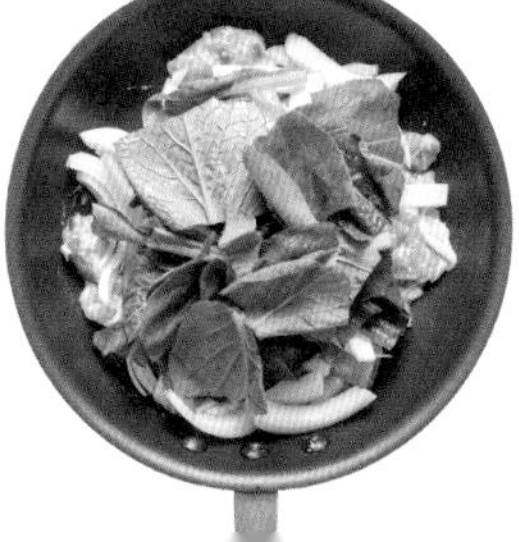

作り方

1 みそは水大さじ1で溶く。鶏肉は縦半分に切って1cm幅に切り、フライパンに入れてみそをもみ込む。
〈タラは1切れを3～4等分に切り、フライパンに入れ、水大さじ1で溶いたみそを塗る。〉

2 玉ねぎは繊維に沿って1cm幅に切り、小松菜は5cm長さに切る。

3 1のフライパンに、玉ねぎ、小松菜を順にのせ、水大さじ3を全体にふる。ふたをして中火で8分蒸す。

4 好みで最後にオリーブオイルをかける。皿に盛ったあと、好みで粉山椒をふる。

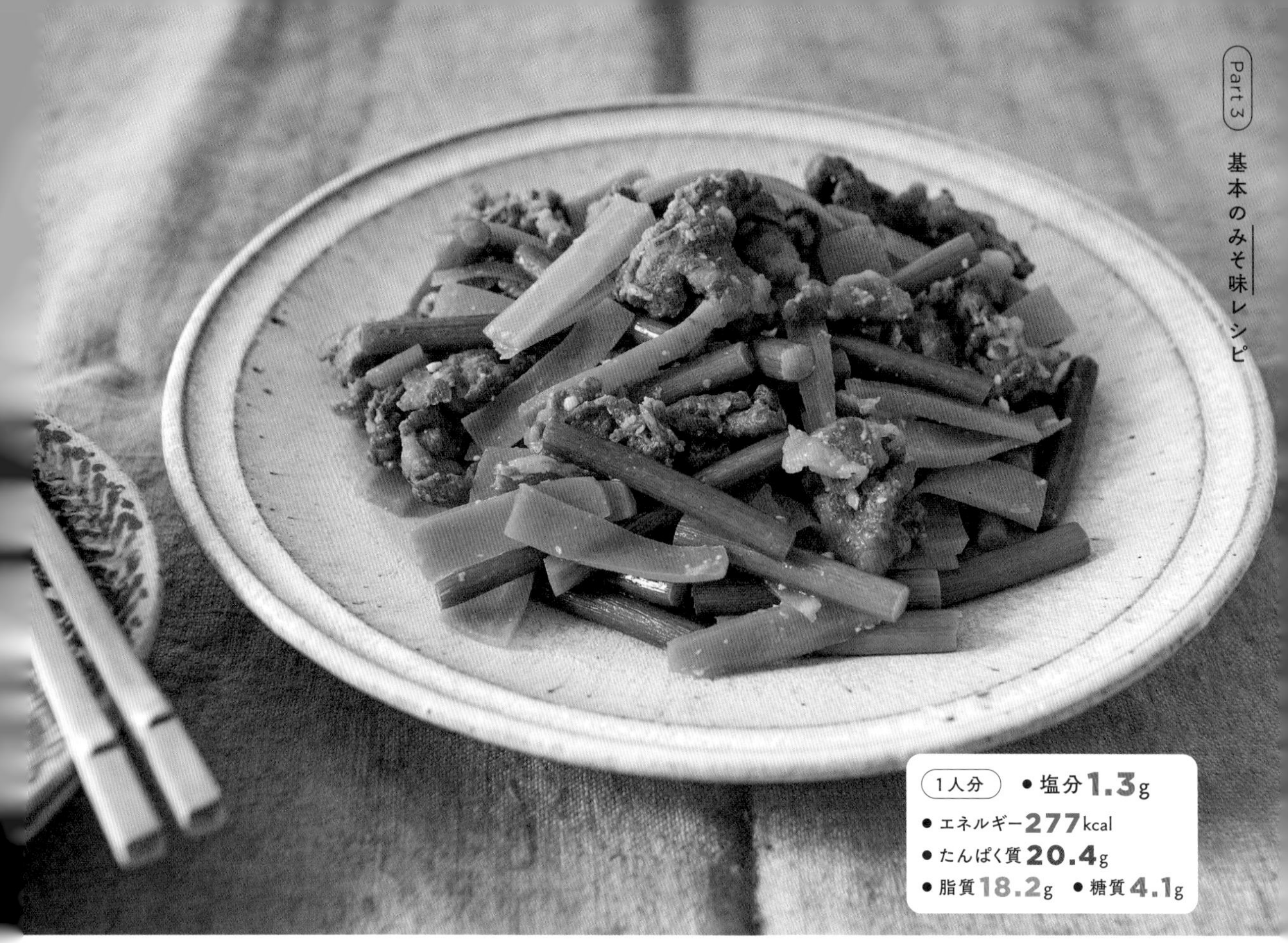

1人分 ●塩分1.3g ●エネルギー277kcal ●たんぱく質20.4g ●脂質18.2g ●糖質4.1g

たんぱく質200g　　　野菜200g

牛こま と にんじん と にんにくの芽 のみそ蒸し

〈またはサバ〉

材料 2人分

- 牛こま切れ肉……200g
- 〈またはサバ……半身1枚（正味200g）〉
- にんじん……小1本（100g）
- にんにくの芽……100g
- みそ……大さじ1

お好みで

ごま油……小さじ1　粗びき黒こしょう……適量

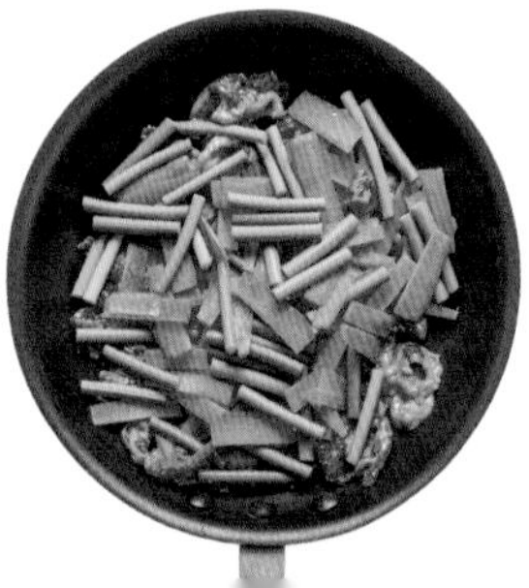

作り方

1. みそは水大さじ1で溶く。牛肉はフライパンに入れ、みそをもみ込む。
〈サバは1切れを3～4等分に切り、フライパンに入れ、水大さじ1で溶いたみそを塗る。〉
2. にんじんは5cm長さの短冊切りにし、にんにくの芽は5cm長さに切る。
3. 1のフライパンに、にんじん、にんにくの芽を順にのせ、水大さじ3を全体にふる。ふたをして中火で8分蒸す。
4. 好みで最後にごま油をかける。皿に盛ったあと、やはり好みで粗びき黒こしょうをふる。

野菜1つで！

副菜レシピ ［みそ味］

みそが野菜の味を引き立て、ご飯がすすむおかずに。
和風味にとらわれない組み合わせで、思いがけないおいしさを楽しんで。

野菜200g ＋ **みそ小さじ2** ＋ **水大さじ3**

⇓

中火で5分蒸し

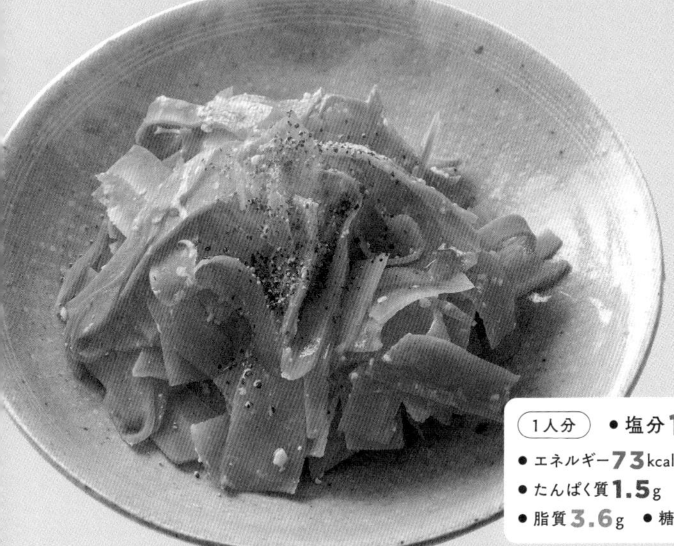

にんじんのみそ蒸し ＋ごま油＋ゆかり

材料（2人分）と作り方

にんじん大1本（200g）はスライサーで薄切りにし、フライパンに入れる。**みそ小さじ2**を**水大さじ1**で溶いてからめ、**水大さじ2**を全体にふり、ふたをして中火で5分蒸す。仕上げに**ごま油大さじ1/2**を回しかけ、器に盛って**ゆかり小さじ1/4**をふる。

（1人分） ●塩分1.1g
●エネルギー73kcal
●たんぱく質1.5g
●脂質3.6g ●糖質6.6g

長ねぎのみそ蒸し ＋バター＋カレー粉

材料（2人分）と作り方

長ねぎ2本（200g）は縦半分に切って5cm長さに切り、フライパンに入れる。**みそ小さじ2**を**水大さじ1**で溶いてからめ、**水大さじ2**を全体にふり、ふたをして中火で5分蒸す。器に盛り、**バター10g**をのせ、**カレー粉小さじ1/3**をふる。

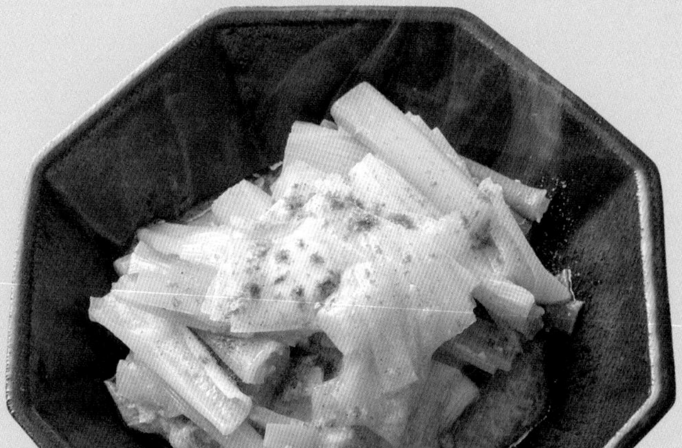

（1人分） ●塩分0.9g
●エネルギー83kcal
●たんぱく質2.3g
●脂質4.6g ●糖質4.4g

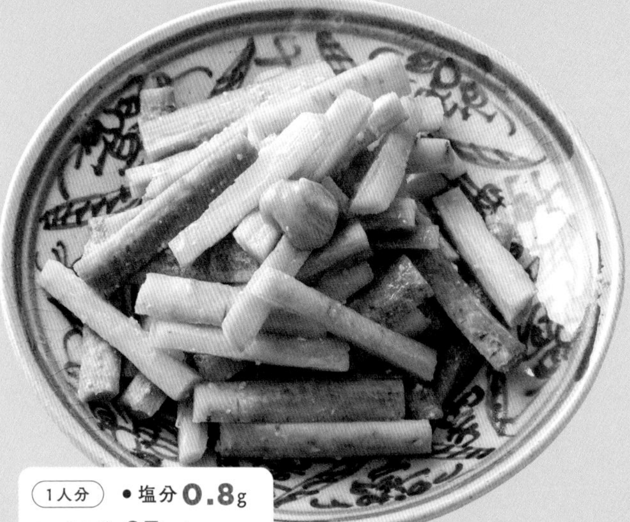

ごぼうのみそ蒸し＋ごま油＋からし

材料（2人分）と作り方

ごぼう2本（200g）は縦四つ割りにして5cm長さに切り、フライパンに入れる。**みそ小さじ2**を**水大さじ1**で溶いてからめ、**水大さじ2**を全体にふり、ふたをして中火で5分蒸す。仕上げに**ごま油大さじ1/2**を回しかけ、器に盛って**練りがらし小さじ1/3**を添える。

1人分　● 塩分 **0.8**g
● エネルギー **97**kcal
● たんぱく質 **2.6**g
● 脂質 **3.6**g　● 糖質 **1.8**g

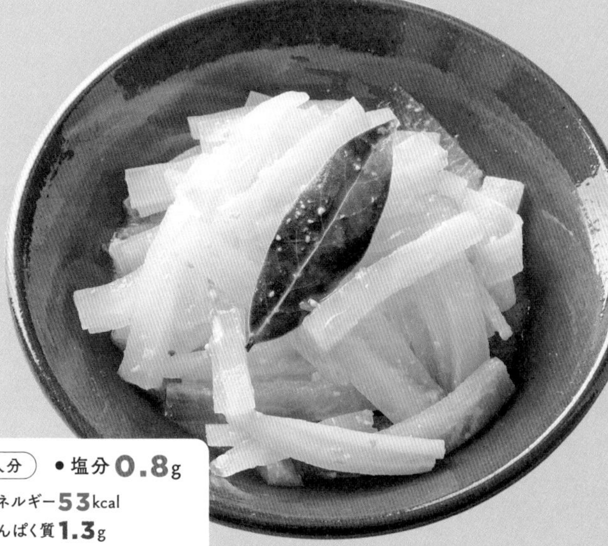

大根のみそ蒸し＋オリーブオイル＋ローリエ

材料（2人分）と作り方

大根6cm（200g）は短冊切りにし、フライパンに入れる。**みそ小さじ2**を**水大さじ1**で溶いてからめ、**水大さじ2**を全体にふる。**ローリエ 1枚**を加え、ふたをして中火で5分蒸し、仕上げに**オリーブオイル大さじ1/2**を回しかける。

1人分　● 塩分 **0.8**g
● エネルギー **53**kcal
● たんぱく質 **1.3**g
● 脂質 **3.5**g　● 糖質 **3.4**g

［ 私の料理のバイブル ］（近藤幸子）

大学では管理栄養士の勉強をしていました。元々農学部で食品の研究をすることを夢見ていたので、自分が料理を作る仕事につくとは思ってもいませんでしたが、料理を作ることを探求し、作り方を伝えることを学ぶゼミに入ったことで、レシピを伝えるというやりがいに目覚めました。そんなときに出合ったのが、上田フサさんの『上田フサのおそうざい手ほどき』（女子栄養大学出版部）という本です。当時でもちょっと古めかしく感じる写真でしたが、すべての料理が網羅され、読み込むほどに発見がありました。特に「調味パーセント」についての記載にはとても影響を受けました。

料理を作る上で出来・不出来を決めるのは、ほとんどの場合、味つけだと思います。材料がいつも違う中で、ビシッと味を決めるにはそれなりの経験が必要です。でも、おいしく感じる塩分の割合がわかれば、いつでも失敗なく作れることに気づき、それ以来、材料に対して０.７〜１％の塩分量になるレシピを考えるようになりました。

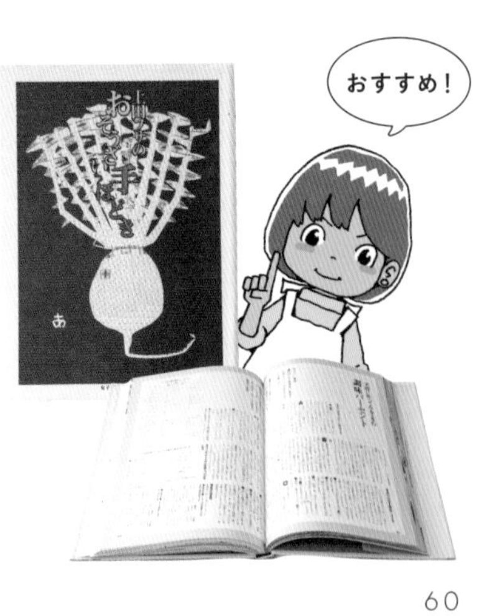

食物繊維を考える

（野口法保）

日本人の平均食物繊維摂取量は、１９５０年頃には１人当たり１日20gを超えていましたが、穀類・いも類・豆類の摂取量の減少に伴い、減少傾向にあります。最近の報告によれば、平均摂取量は一日あたり14g前後と推定されています。厚生労働省策定の「日本人の食事摂取基準（２０２０年版）」では、１日当たりの「目標量」（生活習慣病の発症予防を目的として、現在の日本人が当面の目標とすべき摂取量）は、18〜64歳で男性21g以上、女性18g以上となっています。

穀物の食物繊維は糖尿病の予防に優れると報告されています。**ご飯を炊くさい、もち麦や雑穀をまぜて、食物繊維の摂取量を増やすと、より健康的な食事になるでしょう。**

食物繊維摂取量と糖尿病発症率

野菜から食物繊維を摂った人は、その量と発症率にはほとんど差がなかったが、穀物から摂った人は、食物繊維を多く摂っているほうが発症率が低い。

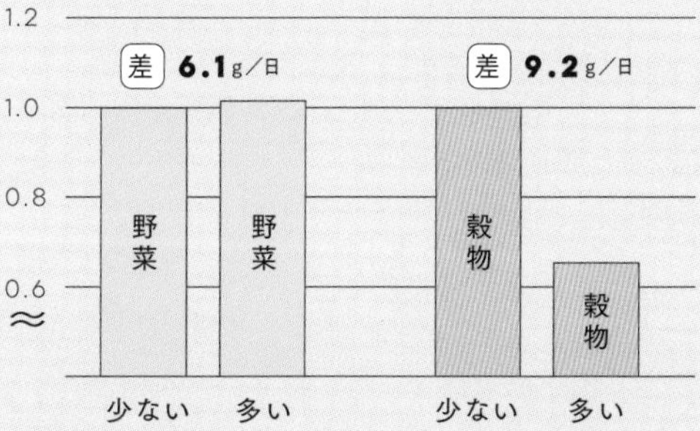

出典：SchulzeMB,et al.2007;167:956-65.

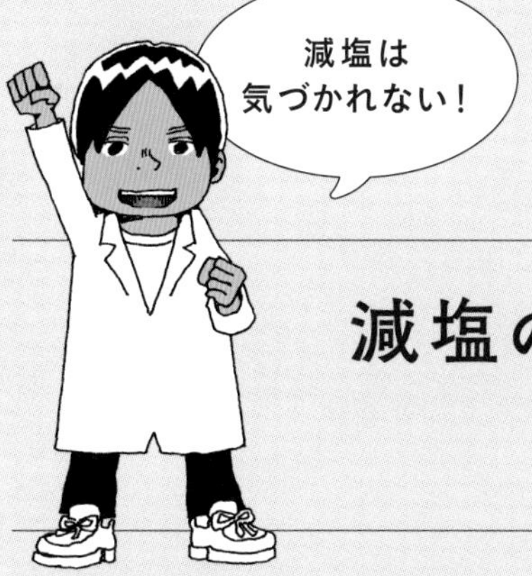

減塩の社会的アプローチ

イギリスの取り組み

（水田栄之助）

２００３年時点のイギリス国民１人当たりの塩分摂取量は１日10g弱にも達していました。そこで、イギリスの食品基準庁は、パン、ケチャップ、ポテトチップス、チーズ、ソーセージなど85品目について４年間で減塩する目標値を設定し、食品メーカーに自主的な達成を促しました。

同庁がとくに注視したのがパンです。調査によれば、イギリス国民の塩分摂取源の18％もが、パンによるものだったのです。そこで、国内のパン製造業者に減塩を強く働きかけ、消費者に気づかれないよう、塩分をこっそり減らし始めました。最初の年は２％を減塩。その後７年かけて、最終的に20％もの塩分を減らすことに成功したのです。

この減塩政策により２００３年からの８年間で、イギリス国民１人当たりの１日の塩分摂取量は１g以上も減少。虚血性心疾患（心筋梗塞）や脳卒中の患者が、４割も減少し、年間医療費が２３００億円以上削減できたとされています。

人の塩味感度は予想以上に鈍いので、だまって少しずつ塩の量を減らしても気づかれません。ネットでは「減塩は効果がない」との記事も見かけますが、このイギリスの話は減塩の効果が大きいことを示す実例です。

なお、子供や30代・40代の若い世代も、減塩に取り組めば、将来の心臓病をしっかり予防できます。８分蒸しで作った料理は、患者さんだけでなく、ぜひご家族みんなで食べていただければと思います。

Part 4

アレンジレシピ

塩、しょうゆ、みそといった基本の調味料を、冷蔵庫にあるさまざまな調味料に置きかえれば、バラエティー豊かな味が楽しめます。

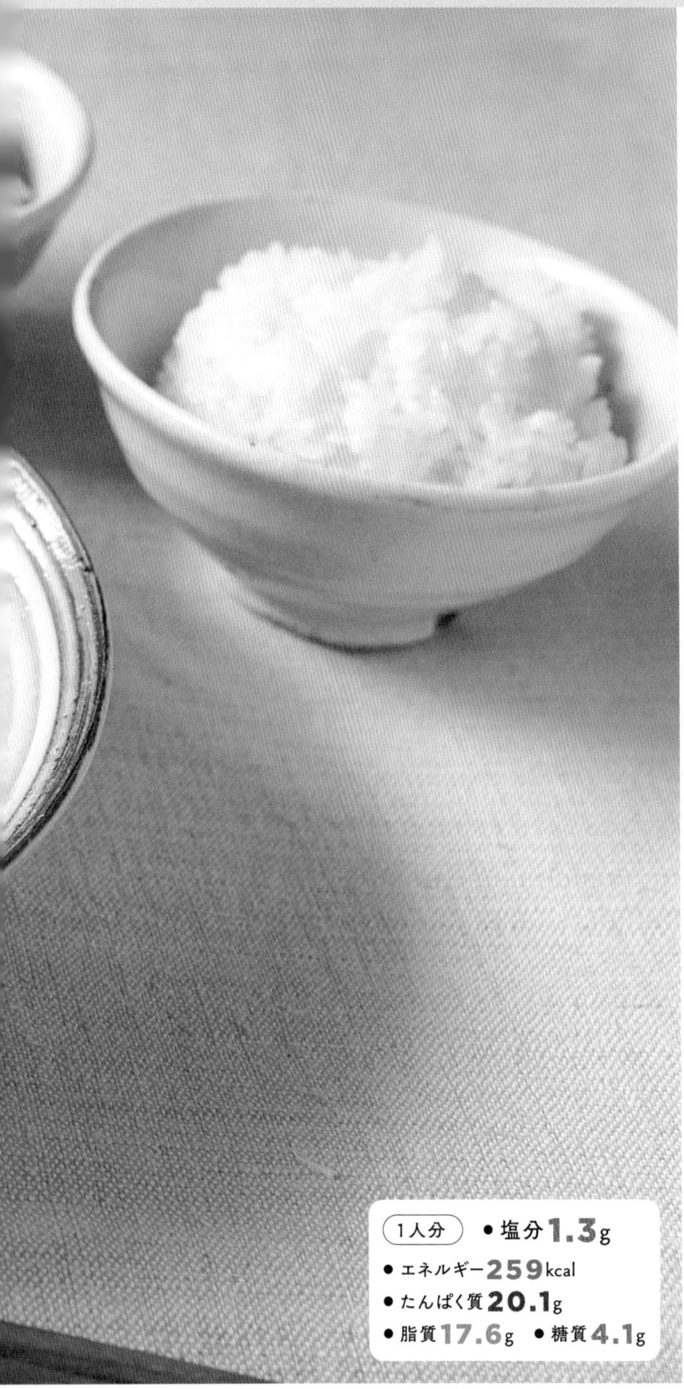

1人分 ● 塩分1.3g
● エネルギー259kcal
● たんぱく質20.1g
● 脂質17.6g ● 糖質4.1g

材料 2人分

- 牛こま切れ肉……200g
- 〈またはカツオ……1さく(200g)〉
- パプリカ(赤)……大3/4個(150g)
- にら……1/2束(50g)
- オイスターソース……大さじ1と小さじ1

お好みで

- ごま油……小さじ1
- 七味……適量

作り方

1 牛肉はフライパンに入れ、オイスターソースをもみ込む。
〈カツオは1cm厚さに切り、フライパンに入れ、オイスターソースをふる。〉

2 パプリカはへたと種を取って細切りにし、にらは5cm長さに切る。

3 1のフライパンに、パプリカ、にらを順にのせ、水大さじ4を全体にふる。ふたをして中火で8分蒸す。

4 好みで最後にごま油をかける。皿に盛ったあと、好みで七味をふる。

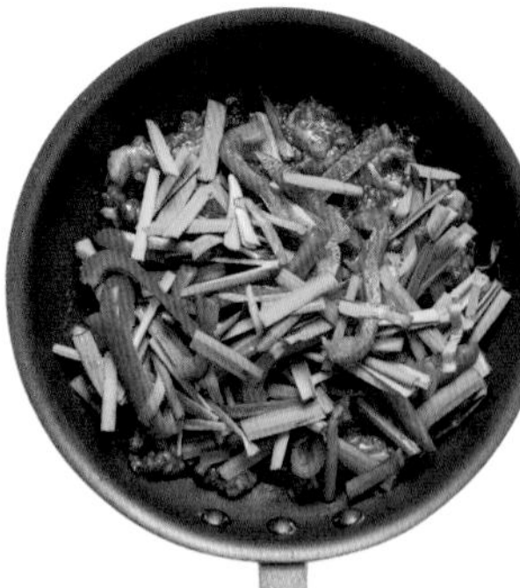

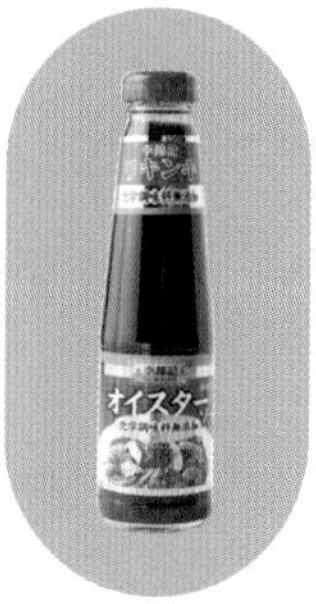

調味料をかえて

［オイスターソース］

約大さじ2で、塩小さじ1/2の塩分量に相当。

たんぱく質200g　野菜200g

牛こま と パプリカ と にら 〈またはカツオ〉 のオイスターソース蒸し

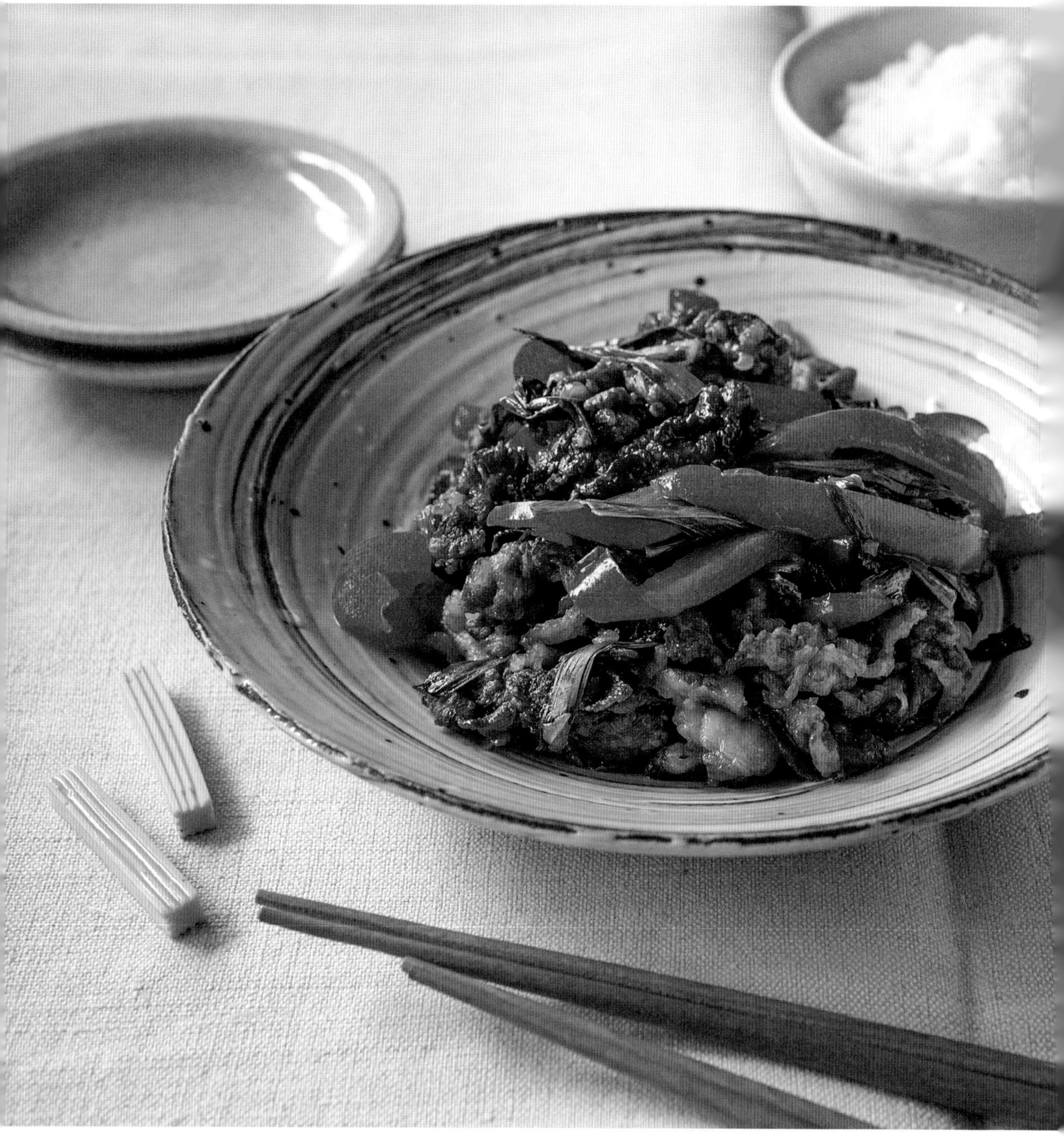

たんぱく質200g　野菜200g

ブリと大根と春菊のオイスターソース蒸し

材料 2人分

ブリ（切り身）……2切れ（200g）
大根……約5cm（150g）
春菊……小1/2袋（50g）
オイスターソース……大さじ2

お好みで

ごま油……小さじ1
七味……適量

作り方

1 ブリは1切れを半分に切ってフライパンに入れ、オイスターソースをふる。

2 大根は皮をむいて8mm厚さのいちょう切りにし、春菊は5cm長さに切る。

3 1のフライパンに、大根、春菊を順にのせ、水大さじ4を全体にふる。ふたをして中火で8分蒸す。

4 好みで最後にごま油をかける。皿に盛ったあと、好みで七味をふる。

MEMO

ブリは煮くずれしやすいので、大きめに切ります。

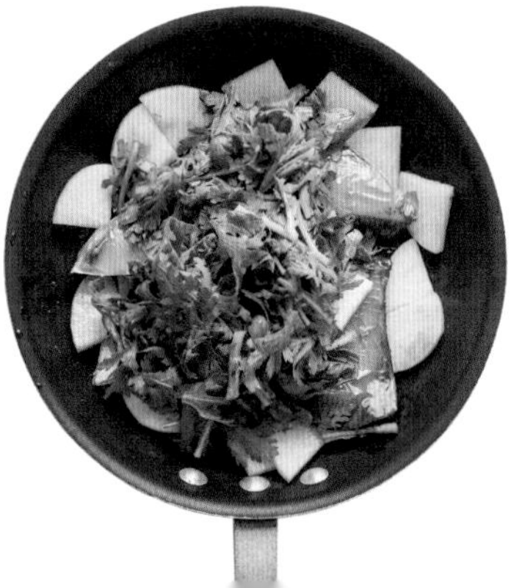

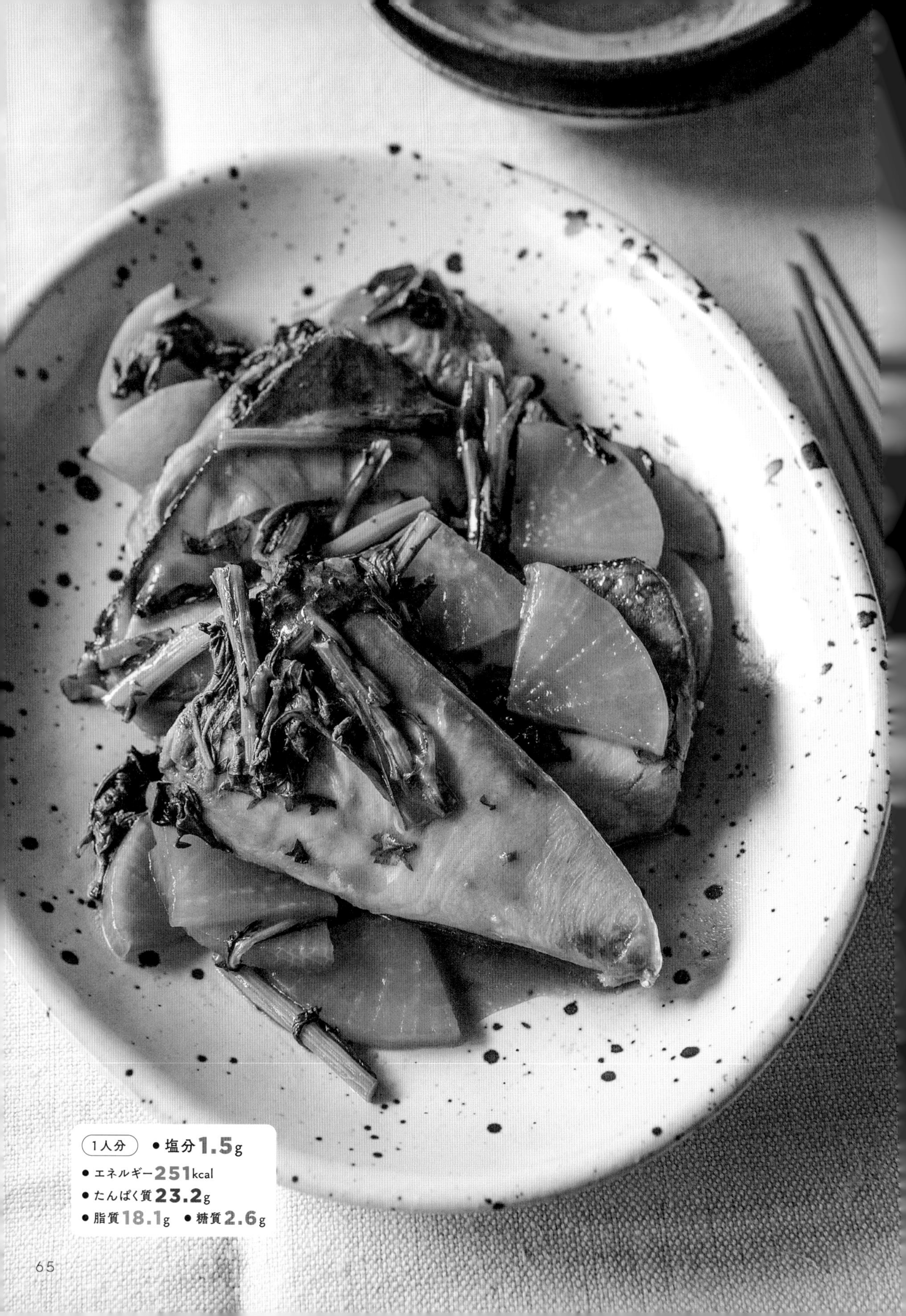

1人分 ● 塩分**1.5**g

● エネルギー**251**kcal

● たんぱく質**23.2**g

● 脂質**18.1**g ● 糖質**2.6**g

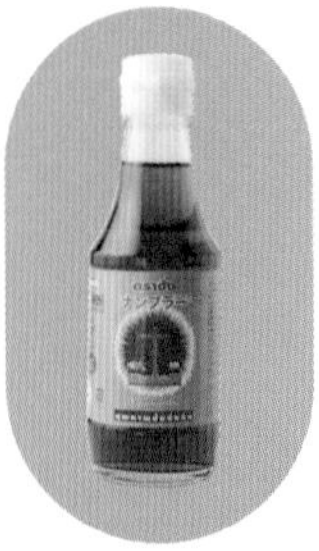

［ナンプラー］

小さじ2で、塩小さじ1/2の塩分量に相当。

たんぱく質200g　野菜200g

豚バラ と れんこん と 豆苗 〈またはサケ〉のナンプラー蒸し

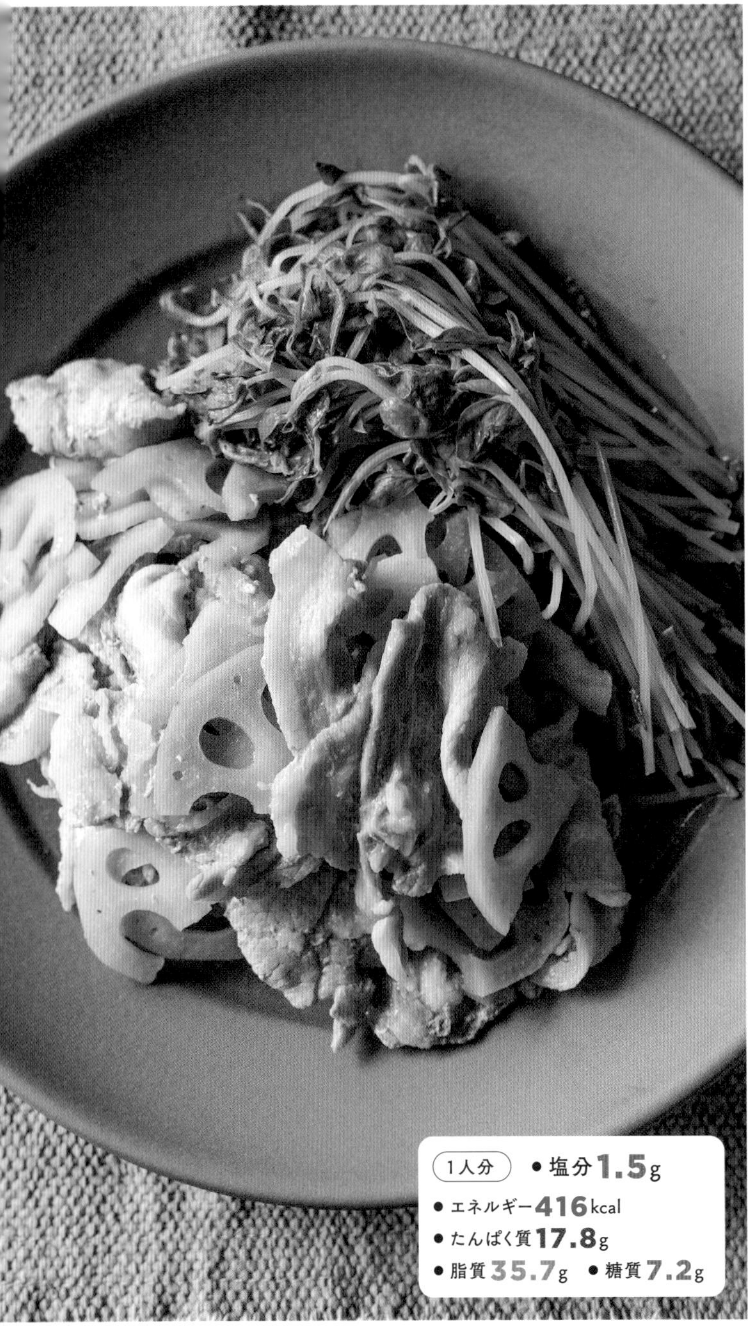

1人分 ●塩分1.5g
●エネルギー416kcal
●たんぱく質17.8g
●脂質35.7g ●糖質7.2g

材料 2人分

豚バラ薄切り肉……200g
〈または生ジャケ…2切れ（200g）〉
れんこん……100g
豆苗……1パック（100g）
ナンプラー……小さじ2

お好みで
ごま油……小さじ1
レモン汁……適量

作り方

1 豚肉は5㎝幅に切ってフライパンに入れ、ナンプラーをもみ込む。
〈サケは1切れを3～4等分に切り、フライパンに入れ、ナンプラーをふる。〉

2 れんこんは皮をむいて薄いいちょう切りにし、豆苗は根元を切り落とす。

3 1のフライパンに、れんこん、豆苗を順にのせ、水大さじ4を全体にふる。ふたをして中火で8分蒸す。

4 好みで最後にごま油をかける。皿に盛ったあと、好みでレモン汁をふる。

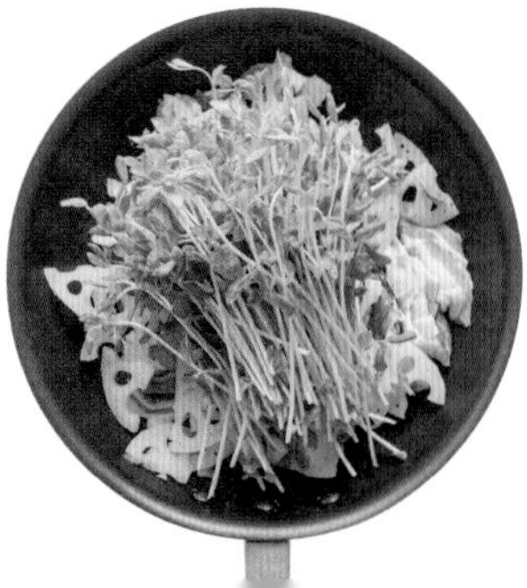

たんぱく質200g　野菜200g

鶏もも と なす と トマト のナンプラー蒸し

〈またはアジ〉

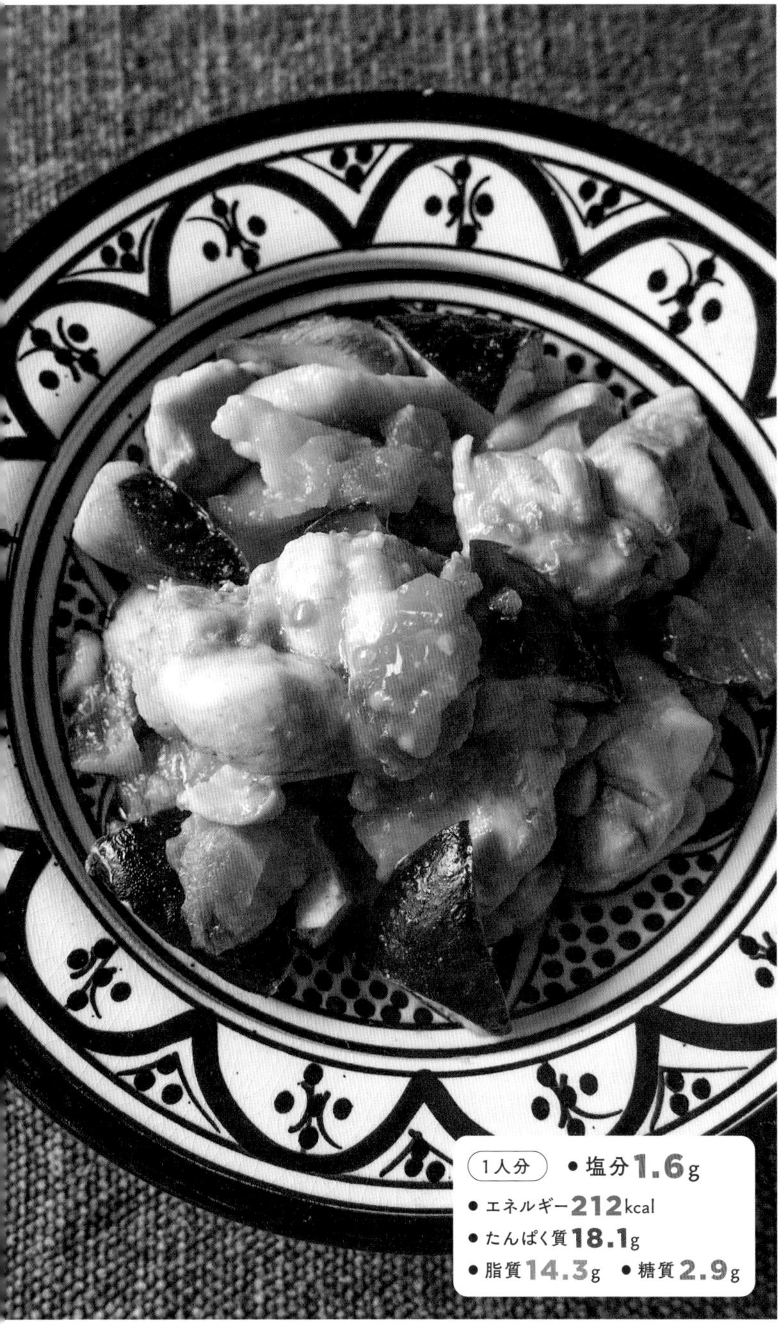

1人分 ●塩分1.6g
●エネルギー212kcal
●たんぱく質18.1g
●脂質14.3g ●糖質2.9g

材料 2人分

鶏もも肉……小1枚（200g）
〈またはアジ……2切れ（200g）〉
なす……小2本（100g）
トマト……1/2個（100g）
ナンプラー……小さじ2

お好みで

オリーブオイル……小さじ1
粗びき黒こしょう……適量

作り方

1 鶏肉は6等分に切って厚みのある部分に切り込みを入れ、フライパンに入れてナンプラーをもみ込む。
〈アジは1切れを3～4等分に切り、フライパンに入れ、ナンプラーをふる。〉

2 なすは乱切りにし、トマトはひと口大に切る。

3 1のフライパンに、なす、トマトを順にのせ、水大さじ4を全体にふる。ふたをして中火で8分蒸す。

4 好みで最後にオリーブオイルをかける。皿に盛ったあと、好みで粗びき黒こしょうをふる。

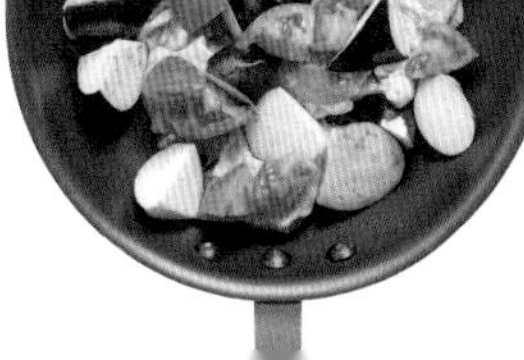

MEMO

鶏肉を大きめに切ったときは、特に厚い部分に包丁を刺して切り込みを入れておくと、火が通りやすくなります。とろっと煮くずれたトマトがソースがわりに。

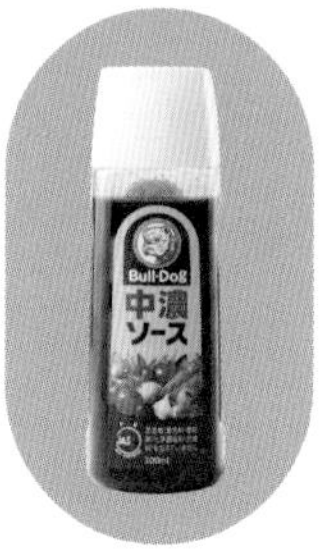

［中濃ソース］

大さじ2と1/2で、
塩小さじ1/2
の塩分量に相当。

材料 2人分

牛こま切れ肉	200g
玉ねぎ	1/2個（100g）
ピーマン	3個（100g）
中濃ソース	大さじ2と1/2

作り方

1 牛肉はフライパンに入れ、中濃ソースをもみ込む。

2 玉ねぎは2cm角に切り、ピーマンは縦半分に切ってへたと種を取り、2〜3等分に切る。

3 1のフライパンに、玉ねぎ、ピーマンを順にのせ、水大さじ4を全体にふる。ふたをして中火で8分蒸す。

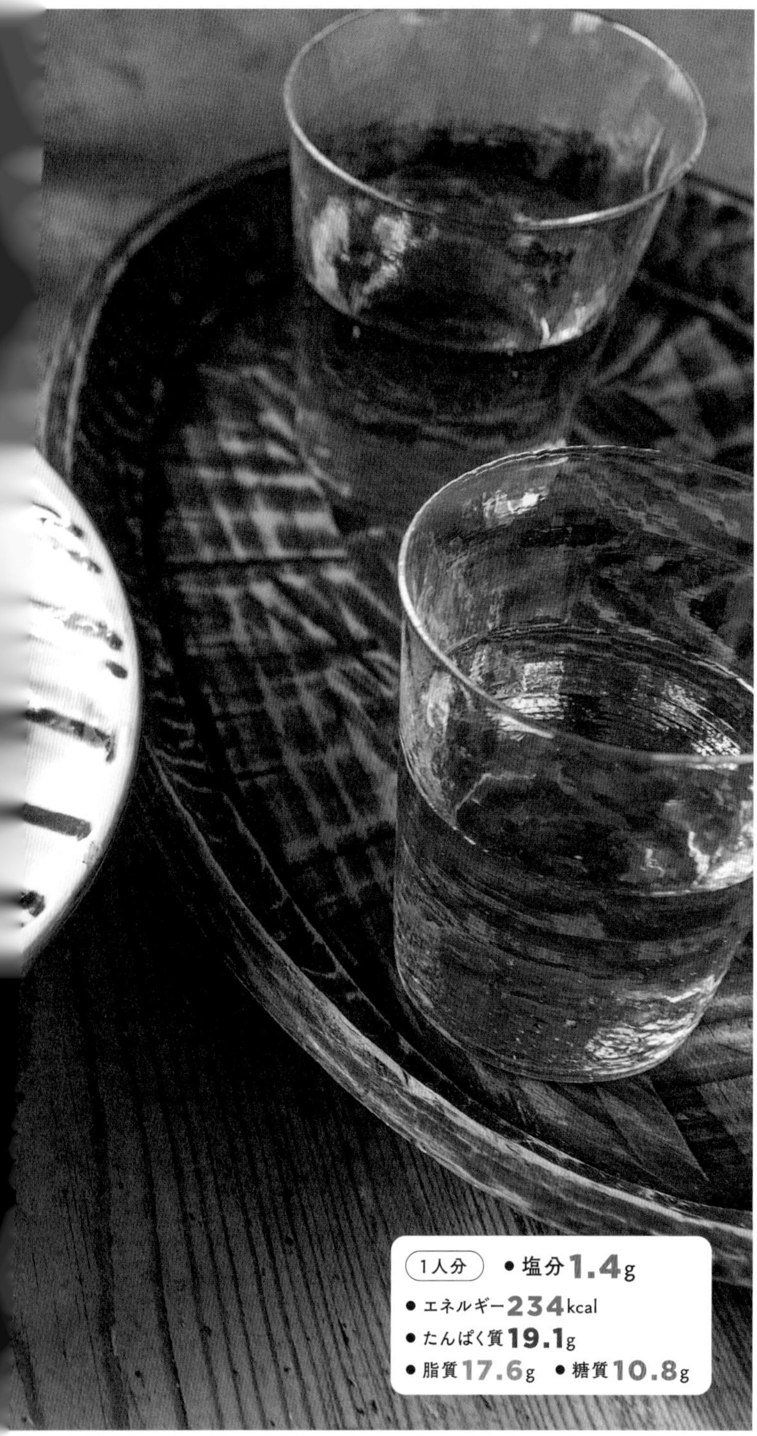

1人分 ● 塩分1.4g
● エネルギー234kcal
● たんぱく質19.1g
● 脂質17.6g ● 糖質10.8g

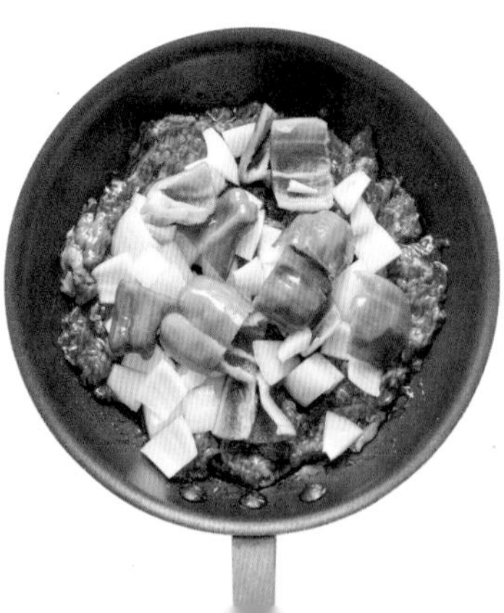

たんぱく質200g　野菜200g

牛こま と 玉ねぎ と ピーマン の中濃ソース蒸し

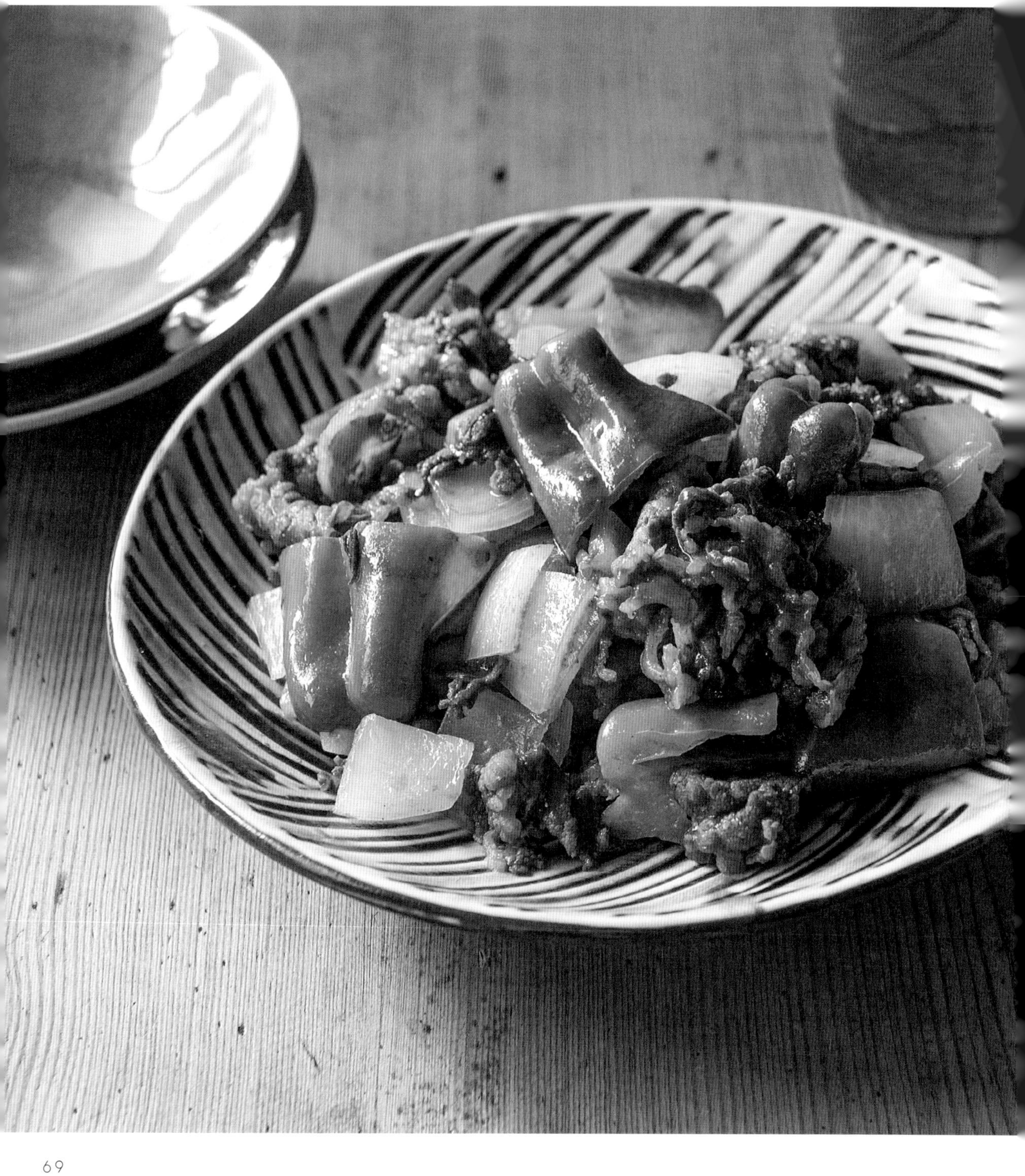

たんぱく質200g　野菜200g

牛こま と 玉ねぎ と しいたけ の赤ワイン蒸し

〈またはブリ〉

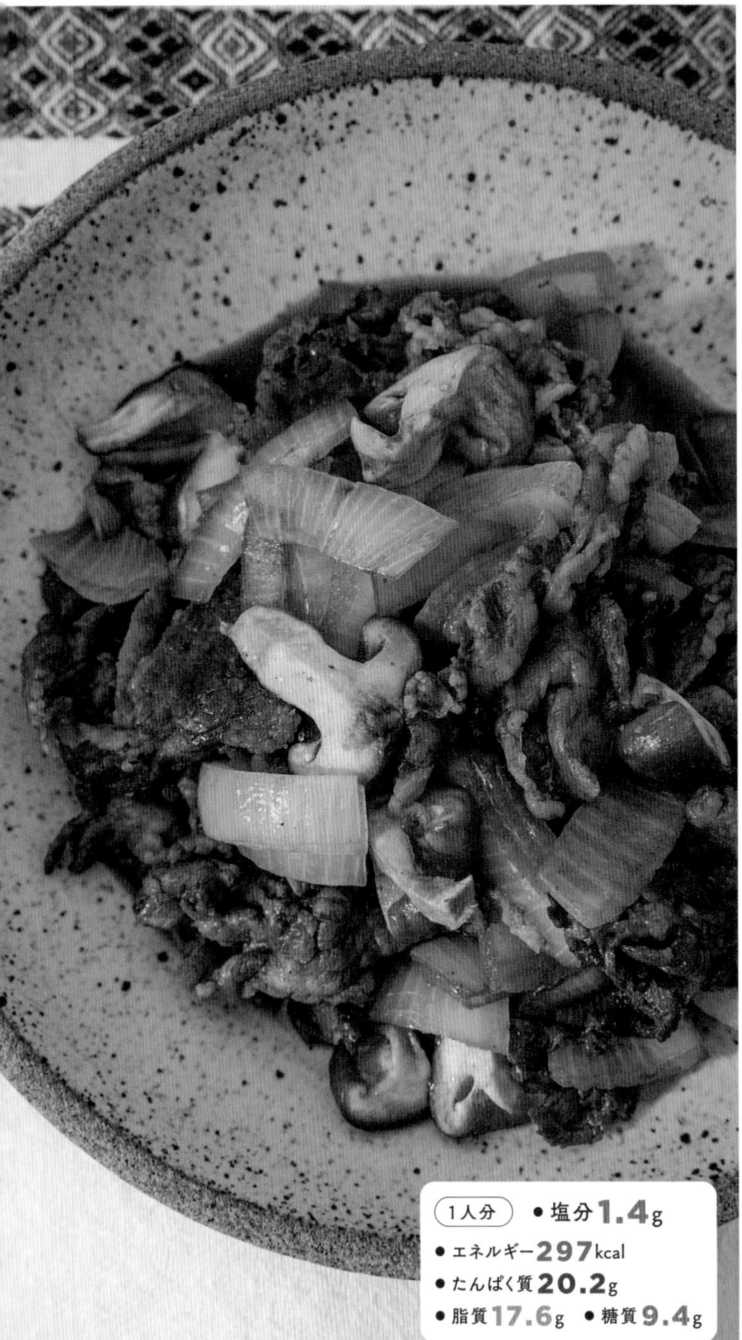

1人分 ●塩分1.4g
●エネルギー297kcal
●たんぱく質20.2g
●脂質17.6g ●糖質9.4g

材料 2人分

牛こま切れ肉……200g
〈またはブリ（切り身）2切れ（200g）〉
玉ねぎ……3/4個（150g）
生しいたけ……3枚（50g）
しょうゆ……大さじ1
赤ワイン……大さじ4

お好みで

ごま油……小さじ1　七味……適量

作り方

1 牛肉はフライパンに入れ、しょうゆをもみ込む。〈ブリは1切れを3～4等分に切り、フライパンに入れ、しょうゆをふる。〉

2 玉ねぎは四つ割りにし、繊維を断ち切るように1cm幅に切る。しいたけは石づきを取って4等分に切る。

3 1のフライパンに、玉ねぎ、しいたけを順にのせ、赤ワインを全体にふる。ふたをして中火で8分蒸す。

4 好みで最後にごま油をかける。皿に盛ったあと、好みで七味をふる。

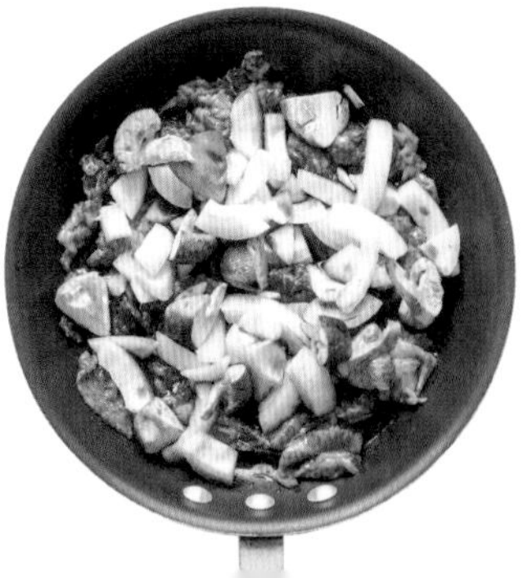

たんぱく質200g　野菜約200g

サケとズッキーニとにんにくの白ワイン蒸し

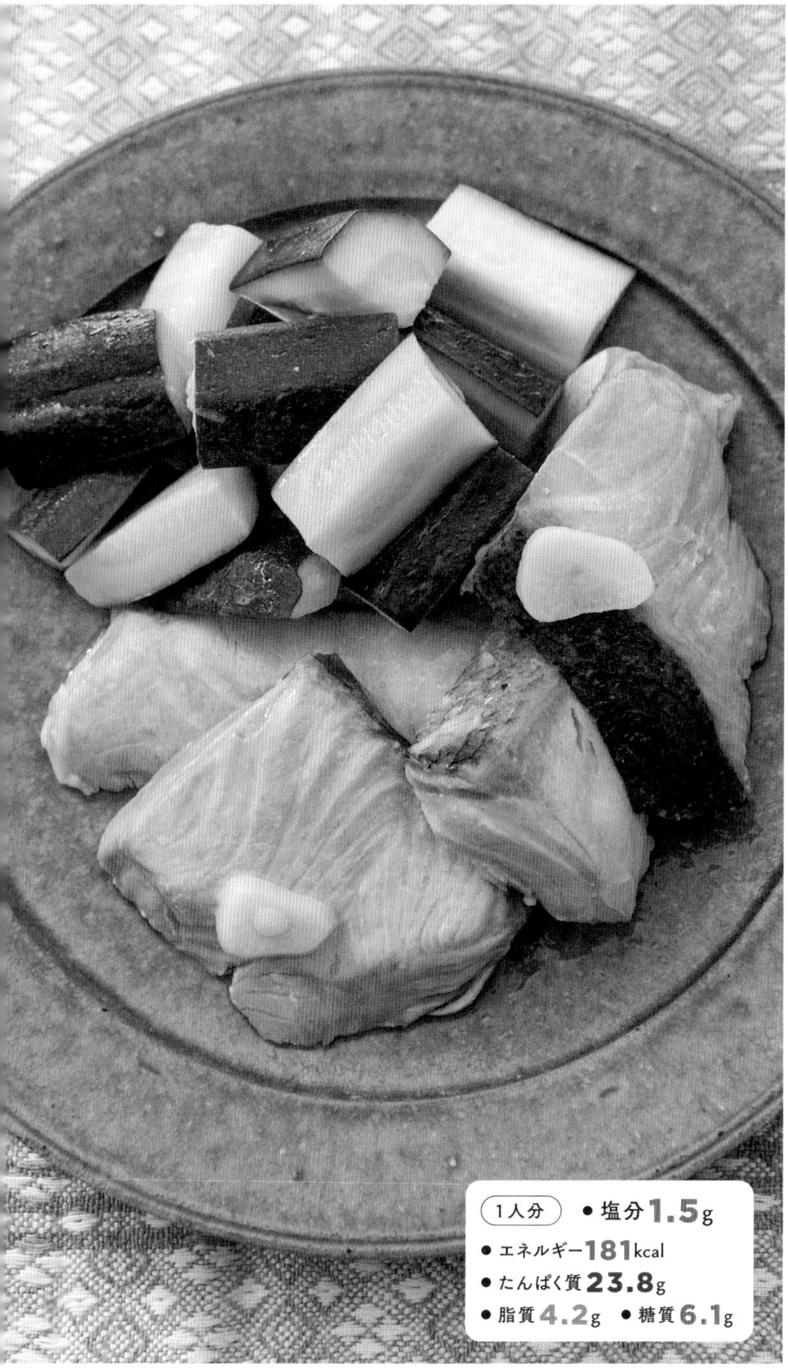

1人分　●塩分**1.5**g
●エネルギー**181**kcal
●たんぱく質**23.8**g
●脂質**4.2**g　●糖質**6.1**g

材料　2人分

- 生ジャケ（切り身）……2切れ（200g）
- ズッキーニ……大1本（200g）
- にんにく……1かけ
- 塩……小さじ1/2
- 白ワイン……大さじ4

お好みで

- オリーブオイル……小さじ1
- 粗びき黒こしょう……適量

作り方

1. サケは1切れを半分に切り、フライパンに入れて塩をふる。
2. ズッキーニは四つ割りにし、3〜4cm長さに切る。にんにくは薄切りにする。
3. 1のフライパンに、ズッキーニ、にんにくを順にのせ、白ワインを全体にふる。ふたをして中火で8分蒸す。
4. 好みで最後にオリーブオイルをかける。皿に盛ったあと、好みで粗びき黒こしょうをふる。

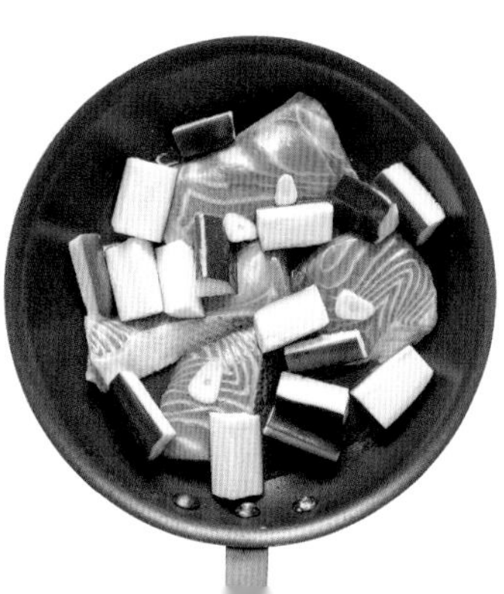

チーズをプラス

ちょっとリッチな味にしたいときは、
仕上げにチーズを加えて。

たんぱく質200g　野菜200g

エビ と ブロッコリー と トマト のチーズ塩蒸し

材料 2人分

むきエビ……200g
ブロッコリー……1/2個（100g）
トマト……1/2個（100g）
塩……小さじ1/4
カマンベールチーズ……90g

お好みで
粗びき黒こしょう……適量

作り方

1 むきエビはフライパンに入れ、塩をもみ込む。

2 ブロッコリーは小さめの小房に分け、トマトは4等分のくし形切りにする。

3 1のフライパンに、ブロッコリー、トマトを順にのせ、水大さじ4を全体にふる。ふたをして中火で8分蒸し、火を止めてカマンベールチーズを手でちぎって加え、ふたをして2分蒸らす。

4 皿に盛ったあと、好みで粗びき黒こしょうをふる。

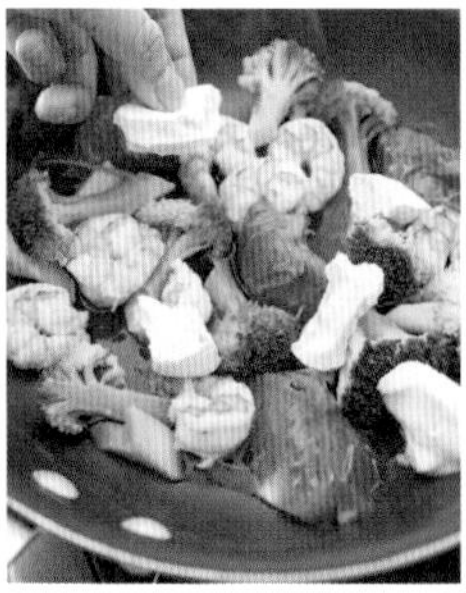

MEMO
チーズは蒸し上がりに加え、ふたをしてとろっと溶かします。ソースのように素材にからめても。チーズに塩分があるので、塩の量は少なめにします。

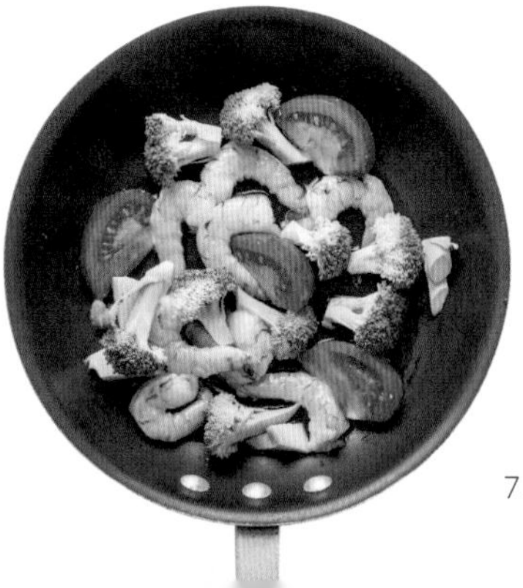

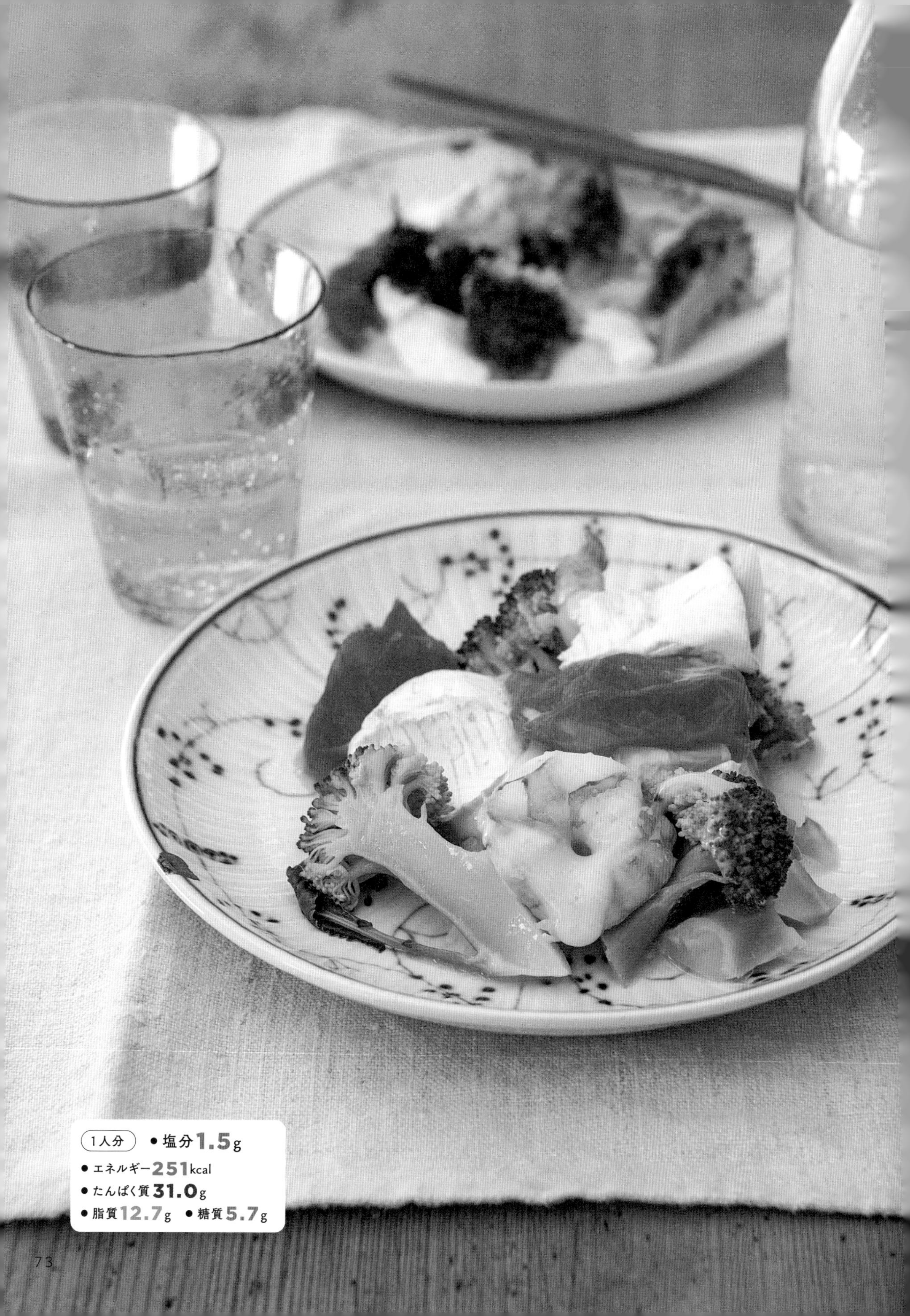

1人分 ●塩分1.5g

●エネルギー251kcal

●たんぱく質31.0g

●脂質12.7g ●糖質5.7g

たんぱく質200g　　野菜約200g

合いびき と グリンピース と にんにく のチーズみそ蒸し

〈または マグロ〉

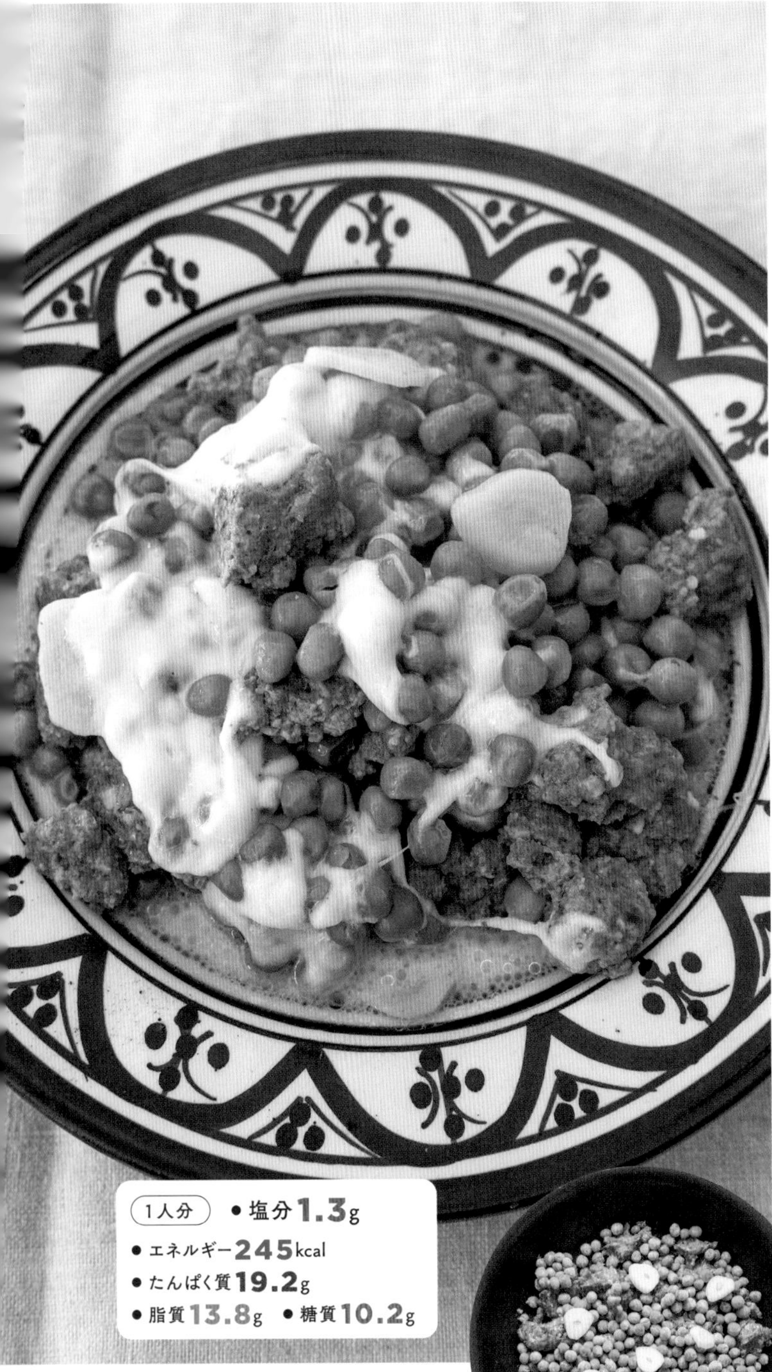

1人分　●塩分1.3g
●エネルギー245kcal
●たんぱく質19.2g
●脂質13.8g　●糖質10.2g

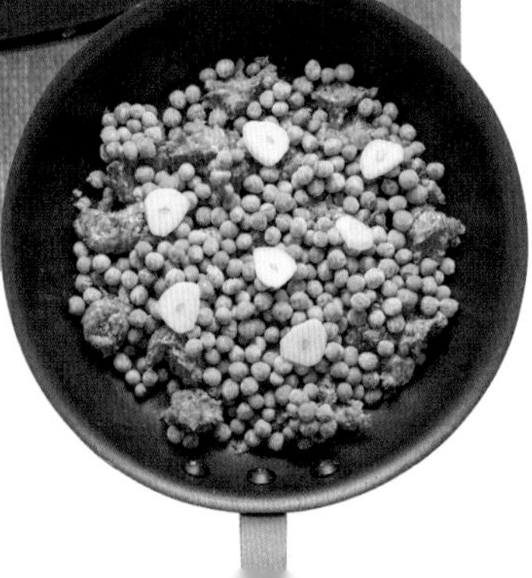

材料 2人分

合いびき肉……200g
〈またはマグロ……1さく（200g）〉
グリンピース（冷凍）……200g
にんにく……1かけ
みそ……大さじ1
モッツァレラチーズ……100g

お好みで

粗びき黒こしょう……適量

作り方

1 みそは水大さじ1で溶く。合いびき肉はフライパンに入れ、みそをもみ込み、ひと口大に手でざっくりちぎって並べる。
〈マグロは2㎝角に切り、フライパンに入れ、水大さじ1で溶いたみそを塗る。〉

2 にんにくは薄切りにする。

3 1のフライパンに、凍ったままのグリンピース、にんにくを順にのせ、水大さじ3を全体にふる。ふたをして中火で8分蒸し、火を止めてモッツァレラチーズを手でちぎって加え、ふたをして2分蒸らす。

4 皿に盛ったあと、好みで粗びき黒こしょうをふる。

たんぱく質200g　　　　　　　野菜＋豆200g

豚こま と ミックスビーンズ と マッシュルーム のしょうゆ蒸し
〈または メカジキ〉

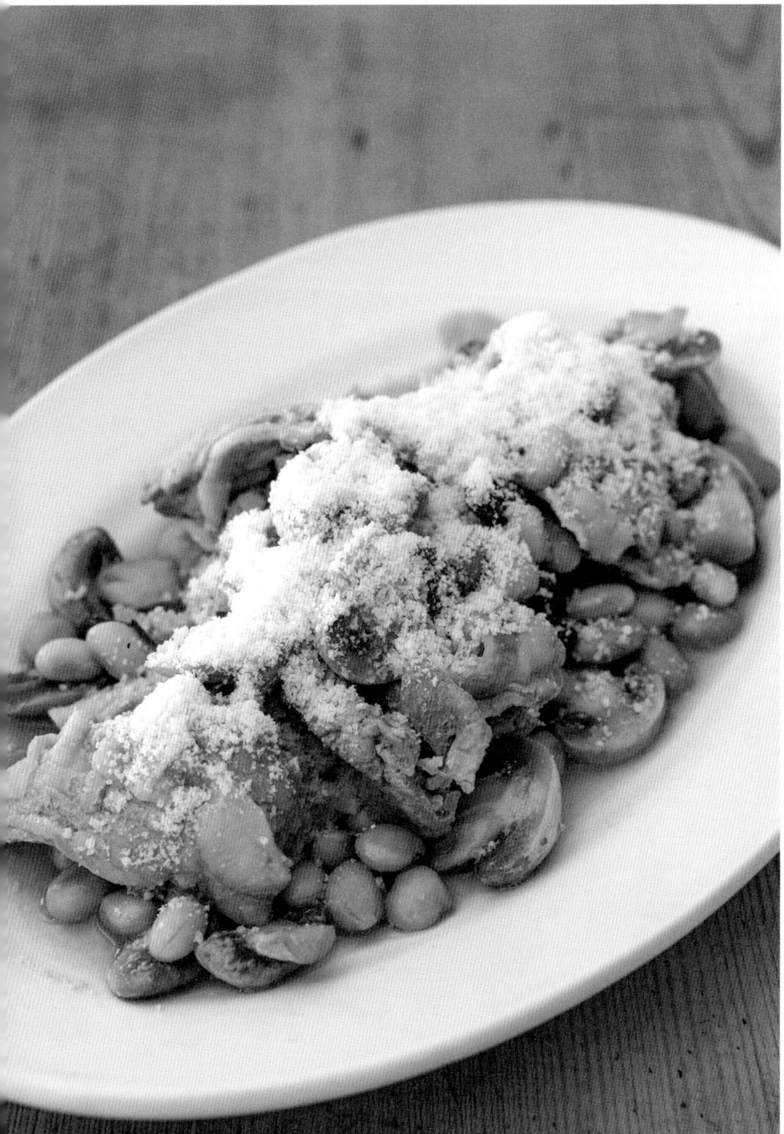

1人分　●塩分1.5g
●エネルギー302kcal
●たんぱく質30.0g
●脂質20.0g　●糖質0.8g

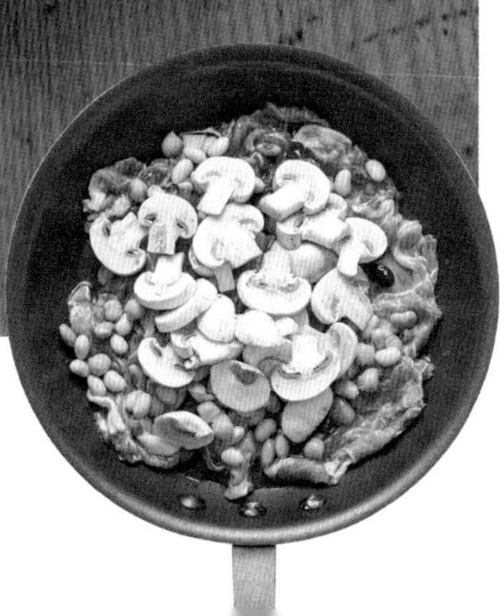

材料 2人分

豚こま切れ肉……200g
〈またはメカジキ…2切れ（200g）〉
ミックスビーンズ（缶詰）……100g
マッシュルーム……1パック（100g）
しょうゆ……小さじ2
粉チーズ……大さじ3

お好みで
カレー粉……適量

作り方

1 豚肉は大きければ食べやすい大きさに切り、フライパンに入れてしょうゆをもみ込む。
〈メカジキは1切れを3〜4等分に切り、フライパンに入れ、しょうゆをふる。〉

2 マッシュルームは石づきを取って薄切りにする。

3 1のフライパンに、ミックスビーンズ、マッシュルームを順にのせ、水大さじ4を全体にふる。ふたをして中火で8分蒸し、器に盛って粉チーズをふる。

4 皿に盛ったあと、好みでカレー粉をふる。

魚を食べる　青魚を食べる

（野口法保）

動脈硬化疾患予防のためには魚の摂取を増やすことがよいとされます。とくにサバ・イワシ・アジなどの青魚は、DHAやEPAが豊富でおすすめです。ただ、塩サバや干物などの加工食品には塩分が多いので要注意（塩サバ1切れ80g：塩分1・4g、真アジの開き1枚85g：塩分1・4g）。塩味の強い物を食べると、塩味を感じにくくなり（塩味に対して鈍くなる）、食事全体での塩分の摂り過ぎにつながります。

魚料理について、わたしの食べ方をいくつか紹介します。

◎お刺身

サバやアジのほかには、カツオやマグロにもDHAやEPAが多く含まれます。お刺身で食べるさいは、しょうゆを直接かけ回すのは厳禁！　小皿にしょうゆ小さじ1杯（食塩約1g）、減塩しょうゆなら1・5～2杯までが目安です。プッシュ式やスプレー式のしょうゆ差しを使用するとかんたんかもしれません。私は減塩しょうゆ（キッコーマン「いつでも新鮮 特選 丸大豆減塩しょうゆ」塩分50％カット）を使用しています。魚そのものにも塩分があり、チューブわさびにも少し塩分が入っていますが、そこは許容しています。

◎焼き魚

さばいた生魚にふり塩をして10分置き、出てきた水分をペーパータオルで拭きとって臭みをとります。フライパンが汚れないよう、フライパン用のホイルシート（百均でも購入可能）を敷き、魚をのせて弱火～中火で焼きます。片面4～5分焼いてひっくり返します。初心者は塩1～2つまみをふってから焼いてもOK。ちなみに我が家は塩をまったくふらないので、生臭さを消すために柑橘類の汁をかけます（レモンやスダチなど）。Mizkanの「ぽん酢」（しょうゆの入っていないもの）が便利です。

◎サバ缶

加工食品は避けるよう推奨していますが、例外もあります。

一つがサバ缶。おすすめはマルハニチロの「月花さば水煮」です。やや価格が高いですが、1缶200g：食塩相当量1・4gとほかのサバ缶より塩分が控えめ、なのにとてもおいしいです。半分の100gで塩分量は0・7g（※）。野菜40～50gと一緒に蒸す（水は追加しない）と、野菜もとれる副菜になります。

もう一つが、はごろもフーズの「健康シリーズ（パウチ）」です。食べた後に空き缶がでないので後始末がラク。「さばで健康 みそ煮」という商品は、内容総量90g、固形量60gに対し、食塩相当量が1・3g。野菜120gと中火で蒸す、またはレンチンすれば副菜ができます。賞味期限が25か月もあるので、常備してもよいでしょう。

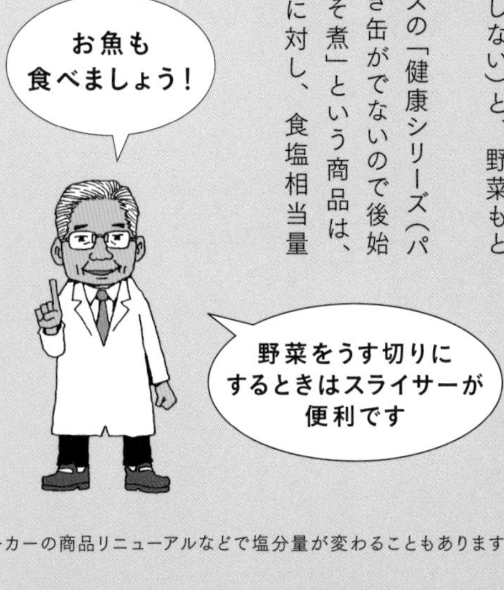
お魚も食べましょう！
野菜をうす切りにするときはスライサーが便利です

※メーカーの商品リニューアルなどで塩分量が変わることもあります。

数値をチェック！ 食材別 メニューの栄養表示（1人分）

心臓に不安を抱える人が気を付けるべき、塩分、エネルギー、たんぱく質、脂質、糖質の
5つの数値を食材別に紹介します。メニュー選びの参考にしてください。

【豚バラ】
豚バラとキャベツと青じそのみそ蒸し …… p55

塩分	エネルギー	たんぱく質	脂質	糖質
1.2g	405kcal	17.0g	36.2g	4.7g

【豚バラ】 豚バラとれんこんと豆苗のナンプラー蒸し …… p66

塩分	エネルギー	たんぱく質	脂質	糖質
1.5g	416kcal	17.8g	35.7g	7.2g

【豚ひき】
豚ひきとかぶとかぶの葉の塩蒸し …… p29

塩分	エネルギー	たんぱく質	脂質	糖質
1.4g	229kcal	18.7g	17.3g	2.8g

【豚ひき】
豚ひきと白菜とごぼうのしょうゆ蒸し …… p43

塩分	エネルギー	たんぱく質	脂質	糖質
1.4g	252kcal	19.5g	17.3g	1.8g

【合いびき】 合いびきとじゃがいもとピーマンの塩蒸し …… p33

塩分	エネルギー	たんぱく質	脂質	糖質
1.4g	261kcal	18.8g	18.5g	9.8g

【合いびき】 合いびきとグリンピースとにんにくのチーズみそ蒸し …… p74

塩分	エネルギー	たんぱく質	脂質	糖質
1.3g	245kcal	19.2g	13.8g	10.2g

【牛こま】
牛こまとなすとにらの塩蒸し …… p31

塩分	エネルギー	たんぱく質	脂質	糖質
1.5g	239kcal	19.1g	17.5g	2.5g

【豚ロース】
豚ロースと白菜と長ねぎの塩蒸し …… p35

塩分	エネルギー	たんぱく質	脂質	糖質
1.4g	272kcal	20.4g	19.3g	3.0g

【豚ロース】 豚ロースとズッキーニとしいたけのしょうゆ蒸し … p40

塩分	エネルギー	たんぱく質	脂質	糖質
1.4g	273kcal	21.7g	19.4g	2.3g

【豚肩ロース】
豚肩ロースとれんこんと春菊のみそ蒸し …… p52

塩分	エネルギー	たんぱく質	脂質	糖質
1.4g	308kcal	20.3g	19.9g	11.9g

【豚こま】 豚こまとスナップえんどうと長ねぎの塩蒸し …… p24

塩分	エネルギー	たんぱく質	脂質	糖質
1.4g	289kcal	21.5g	19.3g	5.0g

【豚こま】
豚こまとパプリカとゴーヤーのみそ蒸し …… p56

塩分	エネルギー	たんぱく質	脂質	糖質
1.2g	286kcal	21.5g	19.9g	4.1g

【豚こま】 豚こまとミックスビーンズとマッシュルームのしょうゆ蒸し …… p75

塩分	エネルギー	たんぱく質	脂質	糖質
1.5g	302kcal	30.0g	20.0g	0.8g

【豚バラ】
豚バラと大根といんげんの塩蒸し …… p32

塩分	エネルギー	たんぱく質	脂質	糖質
1.4g	393kcal	16.1g	35.5g	3.7g

【鶏もも】
鶏ももとアスパラとトマトの塩蒸し …… p26

塩分	エネルギー	たんぱく質	脂質	糖質
1.5g	211kcal	18.3g	14.3g	2.6g

【鶏もも】
鶏ももとキャベツとしいたけの塩蒸し …… p34

塩分	エネルギー	たんぱく質	脂質	糖質
1.5g	212kcal	18.3g	14.5g	2.8g

【鶏もも】
鶏ももとオクラとトマトのしょうゆ蒸し …… p42

塩分	エネルギー	たんぱく質	脂質	糖質
1.5g	220kcal	18.7g	14.4g	2.7g

【鶏もも】
鶏ももと玉ねぎと小松菜のみそ蒸し …… p57

塩分	エネルギー	たんぱく質	脂質	糖質
1.3g	230kcal	19.0g	14.9g	4.7g

【鶏もも】
鶏ももとなすとトマトのナンプラー蒸し …… p67

塩分	エネルギー	たんぱく質	脂質	糖質
1.6g	212kcal	18.1g	14.3g	2.9g

【鶏手羽元】
鶏手羽元と大根と生姜のしょうゆ蒸し … p48

塩分	エネルギー	たんぱく質	脂質	糖質
1.6g	244kcal	24.0g	16.1g	3.3g

【サケ】
サケと玉ねぎとにらの塩蒸し …… p30

塩分	エネルギー	たんぱく質	脂質	糖質
1.5g	154kcal	24.0g	4.3g	5.8g

【サケ】
サケとズッキーニとにんにくの白ワイン蒸し … p71

塩分	エネルギー	たんぱく質	脂質	糖質
1.5g	181kcal	23.8g	4.2g	6.1g

【牛こま】
牛こまととうもろこしとにらのしょうゆ蒸し … p47

塩分	エネルギー	たんぱく質	脂質	糖質
1.4g	299kcal	21.7g	18.7g	10.1g

【牛こま】 牛こまとにんじんとにんにくの芽のみそ蒸し … p58

塩分	エネルギー	たんぱく質	脂質	糖質
1.3g	277kcal	20.4g	18.2g	4.1g

【牛こま】 牛こまとパプリカとにらのオイスターソース蒸し …… p62

塩分	エネルギー	たんぱく質	脂質	糖質
1.3g	259kcal	20.1g	17.6g	4.1g

【牛こま】 牛こまと玉ねぎとピーマンの中濃ソース蒸し … p68

塩分	エネルギー	たんぱく質	脂質	糖質
1.4g	234kcal	19.1g	17.6g	10.8g

【牛こま】
牛こまと玉ねぎとしいたけの赤ワイン蒸し … p70

塩分	エネルギー	たんぱく質	脂質	糖質
1.4g	297kcal	20.2g	17.6g	9.4g

【鶏むね】
鶏むねとにんじんとごぼうの塩蒸し …… p27

塩分	エネルギー	たんぱく質	脂質	糖質
1.4g	177kcal	22.6g	6.0g	3.6g

【鶏むね】
鶏むねとオクラとみょうがの塩蒸し …… p28

塩分	エネルギー	たんぱく質	脂質	糖質
1.4g	182kcal	23.1g	9.1g	1.6g

【鶏むね】
鶏むねとにんじんと豆苗のしょうゆ蒸し … p44

塩分	エネルギー	たんぱく質	脂質	糖質
1.5g	169kcal	24.3g	6.2g	3.2g

【アスパラ】　アスパラのしょうゆ蒸し　副菜
＋オリーブオイル＋アーモンド …… p49

塩分	エネルギー	たんぱく質	脂質	糖質
0.9g	83kcal	4.1g	5.9g	2.5g

【白菜】　副菜
白菜のしょうゆ蒸し＋バター＋ゆかり …… p50

塩分	エネルギー	たんぱく質	脂質	糖質
1.4g	53kcal	1.8g	4.2g	0.2g

【きのこ】　きのこのしょうゆ蒸し　副菜
＋バター＋粒マスタード … p50

塩分	エネルギー	たんぱく質	脂質	糖質
1.1g	79kcal	3.5g	5.0g	3.3g

【もやし】　もやしのしょうゆ蒸し　副菜
＋マヨネーズ＋粉山椒 … p50

塩分	エネルギー	たんぱく質	脂質	糖質
1.0g	41kcal	2.3g	2.4g	1.4g

【にんじん】　副菜
にんじんのみそ蒸し＋ごま油＋ゆかり …… p59

塩分	エネルギー	たんぱく質	脂質	糖質
1.1g	73kcal	1.5g	3.6g	6.6g

【長ねぎ】　副菜
長ねぎのみそ蒸し＋バター＋カレー粉 …… p59

塩分	エネルギー	たんぱく質	脂質	糖質
0.9g	83kcal	2.3g	4.6g	4.4g

【ごぼう】　副菜
ごぼうのみそ蒸し＋ごま油＋からし …… p60

塩分	エネルギー	たんぱく質	脂質	糖質
0.8g	97kcal	2.6g	3.6g	1.8g

【大根】　大根のみそ蒸し　副菜
＋オリーブオイル＋ローリエ … p60

塩分	エネルギー	たんぱく質	脂質	糖質
0.8g	53kcal	1.3g	3.5g	3.4g

【タラ】
タラとかぶとかぶの葉のしょうゆ蒸し …… p46

塩分	エネルギー	たんぱく質	脂質	糖質
1.7g	98kcal	19.2g	1.1g	2.5g

【カジキ】
カジキとアスパラとにんにくのみそ蒸し … p54

塩分	エネルギー	たんぱく質	脂質	糖質
1.3g	178kcal	23.0g	8.4g	3.3g

【ブリ】
ブリと大根と春菊のオイスターソース蒸し … p64

塩分	エネルギー	たんぱく質	脂質	糖質
1.5g	251kcal	23.2g	18.1g	2.6g

【エビ】
エビとブロッコリーとトマトのチーズ塩蒸し … p72

塩分	エネルギー	たんぱく質	脂質	糖質
1.5g	251kcal	31.0g	12.7g	5.7g

【ブロッコリー】　副菜
ブロッコリーの塩蒸し＋ごま油 …… p36

塩分	エネルギー	たんぱく質	脂質	糖質
0.9g	64kcal	5.4g	3.6g	2.4g

【小松菜】　小松菜の塩蒸し　副菜
＋オリーブオイル＋レモン …… p37

塩分	エネルギー	たんぱく質	脂質	糖質
0.9g	41kcal	1.5g	3.2g	0.4g

【かぶ】　副菜
かぶの塩蒸し＋ごま油＋わさび …… p37

塩分	エネルギー	たんぱく質	脂質	糖質
1.0g	48kcal	0.0g	3.2g	2.3g

【パプリカ】　副菜
パプリカのしょうゆ蒸し＋ごま油＋生姜… p49

塩分	エネルギー	たんぱく質	脂質	糖質
0.9g	60kcal	1.5g	3.2g	5.5g

（料理）
近藤幸子 こんどうさちこ

料理研究家・管理栄養士。料理学校講師、料理研究家のアシスタントを経て独立。2人の娘を育てる暮らしから生まれた合理的でおいしいレシピが多くの共感を得て、テレビや雑誌、書籍、広告など、活躍の場を広げている。著書に『やめレシピ がんばらなくてもおいしいごはん』（主婦と生活社）、『調味料ひとつでラクうまごはん』（PHP研究所）など。

※本書は2020年5月に発刊された『味が決まる！ レシピがいらない中火で8分蒸し』をもとに、心臓病患者さん向けに大幅に加筆、修正したものです。

（医療監修）
野口法保 のぐち のりやす

鳥取大学医学部卒業。医学博士。鳥取赤十字病院循環器内科第一循環器内科部長。循環器専門医。患者中心の医療の観点から、心不全患者への診療をスタッフとともにチーム医療として取り組んでいる。

（医療監修）
衣笠良治 きぬがさ よしはる

鳥取大学医学部卒業。医学博士。鳥取大学医学部循環器・内分泌代謝内科学分野講師。循環器内科専門医。心臓リハビリテーション指導士。心不全、心臓リハビリテーションを専門として、心臓移植を必要とする重症心不全の治療に加え、地域の心不全予防の啓発活動にも力を入れている。

（医療監修）
水田栄之助 みずた えいのすけ

鳥取大学医学部卒業。医学博士。労働者健康安全機構山陰労災病院循環器内科部長。鳥取赤十字病院内科、国立循環器病研究センター流動研究員、鳥取大学医学部附属病院循環器内科を経て2011年より現職。主な研究テーマは「味覚と生活習慣病」。その研究内容はTV番組「ガッテン！」や「世界一受けたい授業」などで紹介されている。また日本高血圧学会実地医家部会副部会長として産官学が一体となった減塩活動に力を入れている。

フライパンで8分蒸すだけ！
専門医がすすめる
いちばん簡単でおいしい
心臓病の食事

2024年4月20日　第1刷発行
2024年9月30日　第2刷発行

著者　近藤幸子
発行者　木下春雄
発行所　一般社団法人　家の光協会
〒162-8448
東京都新宿区市谷船河原町11
電話　03-3266-9029（販売）
03-3266-9028（編集）
振替　00150-1-4724
印刷・製本　株式会社東京印書館

ISBN978-4-259-56797-2　C0077

まんが　にしかわたく
撮影　竹内章雄
スタイリング　しのざきたかこ
デザイン　高橋朱里（マルサンカク）
編集協力　小笠原章子
調理アシスタント　田中恵美
校正　聚珍社
DTP制作　天龍社
撮影協力　UTUWA